Brenda Kinsel
Wie man einen Badeanzug kauft

SERIE PIPER

Zu diesem Buch

Mal ganz ehrlich: Wie oft haben Sie schon eine viel zu enge Hose gekauft, nur weil es ein Mega-Schnäppchen war? Oder unmöglich spitze Pumps, mit denen Sie keine zehn Schritte laufen konnten? Damit das Shopping nicht im Frust endet und Sie zu jedem Anlaß das passende Outfit tragen, hat Brenda Kinsel für jede Frau die besten Tips parat. Angefangen beim Ausmisten Ihres Kleiderschranks über die Wahl der richtigen Kleiderfarbe bis hin zur Form der Ohrringe, die Ihnen schmeicheln. Und wenn Sie das nächste Mal einen Badeanzug kaufen, bedenken Sie, daß Längsstreifen schlank machen und Blumenmuster kleine Problemzonen kaschieren. Aber vor allem vergessen Sie nie, daß Sie genauso schön sind, wie Sie sich fühlen! Ein wunderbar unterhaltsamer Lifestyle-Ratgeber.

Brenda Kinsel berät in Workshops und Seminaren Frauen jeden Alters und hilft ihnen, ihren ganz persönlichen Stil zu finden. Sie ist Mitglied der Association of Image Consultants International und besitzt ihre eigene Beratungsfirma: Inside Out. Brenda Kinsel lebt heute in Kalifornien. Bisher erschienen auf deutsch »Wie man einen Badeanzug kauft« und »Neues aus der Umkleidekabine«. Weiteres zur Autorin: www.brendakinsel.com

Brenda Kinsel

Wie man einen Badeanzug kauft

Stil- und Modetips für Frauen

Mit farbigen Illustrationen von
Jenny Phillips

Aus dem Amerikanischen von
Edith Winner

Piper München Zürich

Die Namen einiger Produkte, die in diesem Buch erwähnt werden, sind eingetragene Warenzeichen und gehören ihren Eigentümern. Wir respektieren jegliche Rechte dieser Eigentümer. Manche Personennamen und Charakterisierungen wurden im Interesse des Persönlichkeitsschutzes geändert.

Von Brenda Kinsel liegen in der Serie Piper vor:
Wie man einen Badeanzug kauft (4134)   Neues aus der Umkleidekabine (4387)

FSC

Dieses Taschenbuch wurde auf FSC-zertifiziertem Papier gedruckt. FSC (Forest Stewardship Council) ist eine nichtstaatliche, gemeinnützige Organisation, die sich für eine ökologische und sozialverantwortliche Nutzung der Wälder unserer Erde einsetzt (vgl. Logo auf der Umschlagrückseite).

Ungekürzte Taschenbuchausgabe
1. Auflage April 2004
2. Auflage Juli 2006

Titel der englischen Originalausgabe:
»40 over 40. 40 Things Every Woman Over 40
Needs to Know About Getting Dressed«,
Wildcat Canyon Press in Berkeley, Kalifornien

Umschlag / Bildredaktion: Büro Hamburg
Isabel Bünermann, Friederike Franz, Charlotte Wippermann, Katharina Oesten
Foto Umschlagvorderseite: Terry Doyle / Getty Images
Foto Umschlagrückseite: Abigail Huller
Satz: Satz für Satz. Barbara Reischmann, Leutkirch
Papier: Munken Print von Arctic Paper Munkedals AB, Schweden
Druck und Bindung: Clausen & Bosse, Leck
Printed in Germany
ISBN-13: 978-3-492-24134-2
ISBN-10: 3-492-24134-4

www.piper.de

Für meine Mutter, Alma J. Reiten,
für die das Leben nach dem Vierzigsten
erst richtig losging.

Inhalt

Vorwort

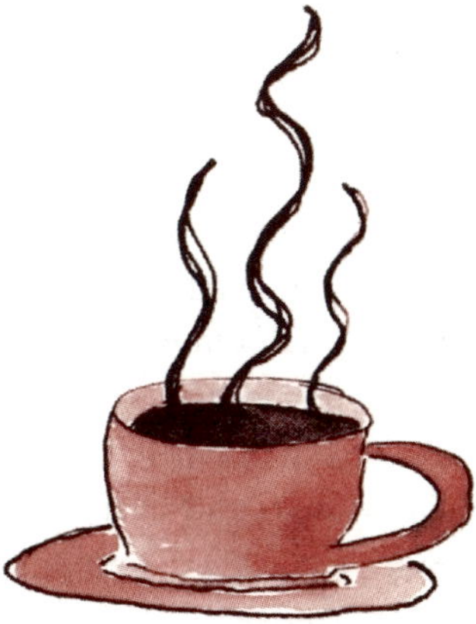

Meine Mutter war vierzig, als eines Tages der Fotograf in unser Haus am Cherry Court kam, um ein Familienbild zu machen. Die Eltern mußten sich auf die Klavierbank setzen, wir Kinder wurden wie die Orgelpfeifen hinter ihnen aufgereiht. Ich weiß noch genau, wie meine Mutter aussah. Sie trug ihr mintgrünes Strickkostüm mit den Goldknöpfen, die Jacke zugeknöpft, dazu eine Brosche und Ohrringe im gleichen Goldton. Ihr rotblondes Haar fiel in weichen Locken um das bebrillte Gesicht – eine selbstbewußte Frau.

Ich war noch ein Teenager und sah die Welt mit anderen Augen, aber dieses Bild hat sich mir eingeprägt und sich länger gehalten als das Familienfoto, das jahrelang an unserer Eßzimmerwand hing. Als der Fotograf sein Stativ aufbaute, blickte ich in die Zukunft. Während ich zusah, wie meine Mutter auf der Klavierbank Platz nahm, begriff ich, was es hieß, eine vierzigjährige Frau zu sein. Es bedeutete Freiheit. Mit Vierzig kannst du du selber sein und brauchst dich nicht mehr um die Erwartungen anderer zu kümmern. Mit Vierzig darfst du anziehen, was du willst, weil du ein eigener Mensch bist, unabhängig und stolz, nicht mehr die Kopie eines anderen. An diesem Herbsttag in North Dakota konnte ich es kaum erwarten, eine genauso tolle Frau zu werden wie meine Mutter in ihrem mintgrünen Strickkostüm.

Heute, knapp drei Jahrzehnte später, könnte ich diejenige sein, die auf der Klavierbank vor ihrem Sohn und ihren Töchtern sitzt. Ich bin erwachsen geworden. Aber ich bin nicht nur eine Frau jenseits der Vierzig – zu meinem großen Vergnügen habe ich einen Beruf, in dem ich tagtäglich mit anderen Frauen meines Alters zu tun habe. Ich helfe ihnen, mit ihrer Kleidung ihre Persönlichkeit zum Ausdruck zu bringen, ihre Schönheit, ihren Charakter.

Manchmal frage ich mich, ob damals tatsächlich alles einfacher war, oder ob meine Mutter es nur so aussehen ließ. Das Leben kommt mir heute viel komplizierter vor. Eine Frau, die heute vierzig wird, hat in ihrem Leben schon unglaubliche Leistungen vollbracht. Sehen Sie sich nur mal um. Wir haben steile Karrieren hingelegt, eine Scheidung (oder zwei oder drei) überlebt, eine Therapie (oder zwei) durchgezogen. Wenn Sie über Vierzig sind, haben Sie sich vermutlich eine Goldmedaille im Austarieren von Beruf und Familie verdient. Ich kenne meine Klientel. Sie knapsen sich hier eine Stunde ab, um eine jüngere Kollegin zu coachen, dort eine Stunde, um eine Freundin zu trösten, deren Ehe gerade in die Brüche geht, oder einer anderen unter die Arme zu greifen, die gerade ihre Hochzeit vorbereitet. Sie sind auf dem laufenden über sämtliche Siege und Niederlagen, die der Fußballverein Ihres Sohnes errungen beziehungsweise eingesteckt hat. Wenn irgend etwas bei Ihnen zu kurz kommt, dann am ehesten Sie selbst. Ihr Alltag rauscht auf der Überholspur voran, aber morgens stehen Sie ratlos vor dem Kleiderschrank – denn Ihre Garderobe kriecht seit gut einem Jahrzehnt auf der Schleichspur dahin.

Wo findet **eine Frau in den besten Jahren** brauchbaren Rat in Stil- und Modefragen?

In Modezeitschriften? Schwerlich. Auf den Hochglanzfotos wimmelt es von magersüchtigen Zwanzigjährigen. Bei Ihrer minderjährigen Tochter? Ein Blick genügt: orangefarbene Haare, bauchfreies T-Shirt, Zungen- und Bauchnabelpiercing. Nein, danke. Und wenn Sie das Kunststück vollbringen, sich doch mal ein Stündchen für einen Einkaufsbummel frei zu machen, was finden Sie in den Läden? Oma-Klamotten, fürchterliche Farben, groteske Schnitte – geschneiderte Alpträume. Hilfe, das artet in Arbeit aus! Sie sind mit Ihrem Latein am Ende.

Um die Verwirrung perfekt zu machen, hat sich auch noch Ihr Körper verändert. Sie erkennen ihn gar nicht wieder. Ihre Figur ist ganz anders als früher, Ihre Haare sind anders, Ihr Gang, Ihre Haltung. Wie sollen Sie diese seltsame Figur anziehen? Ich kenne das Klagelied. Wenn Sie mit den Fingern schnippen könnten, um das alles wegzuzaubern, würden Sie keine Sekunde zögern. Sie mögen klüger und reifer geworden sein, aber sobald Sie Ihren Kleiderschrank öffnen, bekommen Sie weiche Knie. Der Spruch von Roy Lichtenstein, den ich kürzlich auf einem T-Shirt gelesen habe, könnte von Ihnen stammen: »Ich fühle mich wie ein Versager: zwanzig Jahre Shopping und trotzdem nichts anzuziehen!« Was tun? Die Flinte ins Korn werfen?

Stop! Machen Sie eine Vollbremsung! Es ist Zeit, inmitten des ganzen Trubels das Undenkbare zu tun – schalten Sie einen Gang zurück, wenden Sie den Blick nach innen, machen Sie eine Generalinventur. Wer sind Sie, hier und heute? Bringen Sie

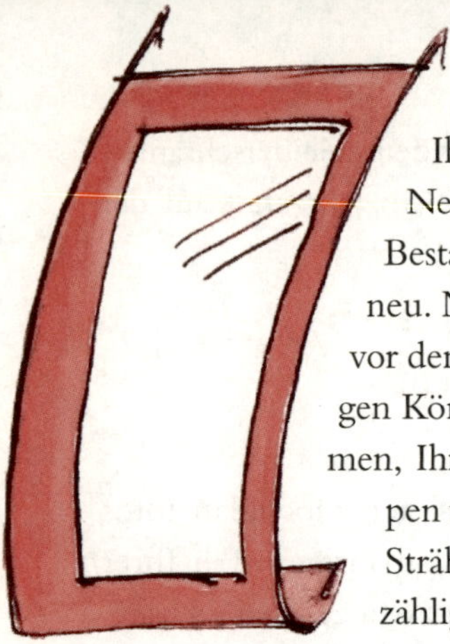

Ihr Selbstbild auf den neuesten Stand. Nehmen Sie sich Zeit für eine detailgenaue Bestandsaufnahme, entdecken Sie sich selbst neu. Nehmen Sie sich die Muße, sich in Ruhe vor den Spiegel zu stellen und mit Ihrem heutigen Körper Frieden zu schließen, mit Ihren Armen, Ihren Schenkeln, Ihren wunderbaren Lippen und Ihren Haaren – auch mit den grauen Strähnen. Dieser wunderbare Körper hat unzähligen Vergleichen standgehalten und den allgegenwärtigen Plakatwänden mit der Silhouette von Kate Moss getrotzt.

Stürzen Sie sich in ein neues Abenteuer – eine Liebesaffäre mit jedem Fältchen, jeder Zahnkrone, jedem Fußnagel, jedem Lachen oder Stirnrunzeln, jeder Marotte und jeder Sehnsucht, die zu Ihnen gehört. Verlieben Sie sich in diese tolle Frau, leidenschaftlich, wild, verrückt, frivol, impulsiv!

Sie haben es verdient. Schluß mit den Ausflüchten. Jetzt oder nie. Alles andere kann warten. Sie haben so viel angesammelt – Erfahrungen, Erfolge, Mißerfolge, Klugheit, Humor, die Fülle eines ganzen Lebens. Sie haben mehr und mehr dazugelernt. Jetzt ist es an der Zeit, all das in Ihrer äußeren Erscheinung sichtbar zu machen und es stolz und selbstbewußt aller Welt zu zeigen.

Die Unabhängigkeit der Vierzigjährigen, die ich damals in den Augen meiner Mutter gesehen habe, in ihrem zauberhaften Lächeln – diese Unabhängigkeit werden auch Sie ausstrahlen. Hier eine kleine Auffrischung, da ein paar neue Arrangements in Ihrer Seelenlandschaft, und schon wird sie zum Vorschein kommen, denn sie liegt direkt unter der Oberfläche und wartet nur darauf, freigelegt zu werden. Alles, was Sie dazu brauchen, finden Sie in den Stil- und Modetipps der folgenden vierzig Kapitel. Sie werden lernen, wie Sie aus Ihrem Aussehen, Ihrer Persönlichkeit, Ihren Vorlieben und Leidenschaften die perfekte Rezeptur für die richtige Kleidung und die passenden Accessoires zusammenstellen – und dabei noch eine Menge Spaß haben.

Vergessen Sie Ihre Problemzonen! Vergessen Sie alle Tarn- und Täuschungstricks! Für derlei Schnickschnack werden Sie keine Muße mehr haben, denn Sie werden sich bis über beide Ohren in sich selber verlieben. Sobald Sie Ihr Augenmerk auf Ihre Vorzüge gelenkt haben (Ihr umwerfendes Lächeln, Ihre klare Haut, Ihre hübschen Waden), werden alle übrigen Körperteile verstummen und genau die Proportion annehmen, die ihnen zusteht. Sie werden die Wechselwirkung zwischen Persönlichkeit und modischen Vorlieben kennenlernen und entdekken, wie man daraus einen souveränen Kleidungsstil entwickelt. Sie werden erfahren, wie man fröhlich und ohne Schamröte zu einem neuen Badeanzug kommt, wie man in bester Garderobe eine Scheidung hinter sich bringt, wie man eine Schönheitsoperation umgehen (oder zumindest die Zeit bis zum Eingriff überbrücken) kann und wie man Schnäppchen links liegen läßt und nur Kleider kauft, an denen jedes Fädchen stimmt.

Ich gebe ausschließlich selbsterprobte Ratschläge an Sie weiter. Auch ich bin morgens um sieben im (mit Accessoires aufgepeppten) Pyjama auf die Straße gegangen, um im Supermarkt noch schnell einen Pausensnack für meine Kinder zu holen. Auch ich habe auf einem Klassentreffen, für das ich mich nach allen Regeln der Kunst herausgeputzt hatte, eine alte Liebe neu entflammt. Auch ich habe einer Freundin partout nicht ausreden können, daß ich fünf Kilo abgenommen hätte, obwohl ich lediglich die BH-Träger etwas straffer gezogen und den Gürtel ein Loch weiter geschnallt hatte. Es ist alles machbar. Den Beweis liefern mir jeden Tag aufs neue die Kundinnen meiner Agentur für Stil- und Modeberatung.

Ich lade Sie ein, Ihre Aufmerksamkeit auf etwas ganz Gewöhnliches zu richten, das Sie jeden Tag tun:

das morgendliche Ankleiden – und wie man es in eine Gelegenheit verwandelt, **innere Ruhe, Freude und einen persönlichen Ausdruck jenseits der Sprache** zu finden.

Sobald Sie die Übungen gemacht haben, die ich Ihnen in den folgenden Kapiteln empfehle, werden Sie nicht mehr auf die schreienden Werbeanzeigen hereinfallen und nicht mehr auf den fragwürdigen Rat Ihrer halbwüchsigen Töchter oder Ihrer wohlmeinenden Freundinnen hören. Sie werden Ihrem eigenen Gefühl trauen. Sie können und werden es genießen, sich selbst im Spiegel zu betrachten. Folgen Sie mir, ich zeige Ihnen, wie es geht.

Auch Kleider haben ein Verfallsdatum

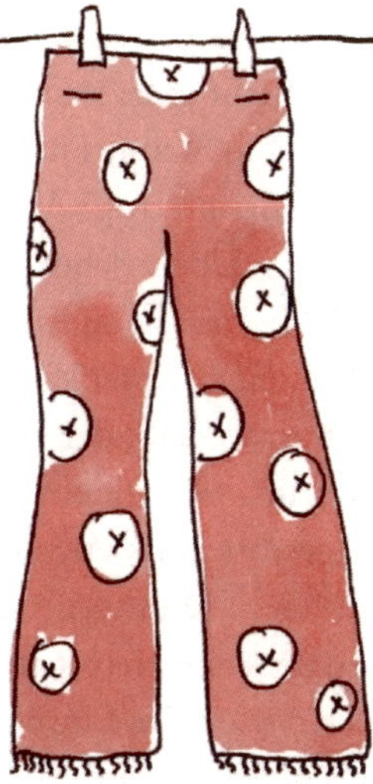

Verabschiede dich lieber zu früh als zu spät.

JESSAMYN WEST:
LOVE, DEATH AND THE LADIES' DRILL TEAM

IN DEN LETZTEN FÜNFZEHN JAHREN haben Sie vermutlich mehrmals die Automarke gewechselt, andere Zeitschriften abonniert, neue Lieblingsrestaurants erkoren, neue Ärzte aufgesucht und einen anderen Friseur ausprobiert. Warum? Weil sich Ihr Geschmack geändert hat, weil Ihr Einkommen gestiegen (oder gesunken) ist, weil Sie zu neuen Meinungen gekommen sind, *weil Sie sich weiterentwickelt haben.* Mit vierzig ist man meilenweit von der Person entfernt, die man mit fünfundzwanzig war. Sie brauchen eine Garderobe, die widerspiegelt, wer Sie hier und heute sind, in diesem Lebensjahrzehnt, in diesem Jahr, in diesem Augenblick.

Stellen Sie sich vor, Kleider wären genauso verderblich wie Lebensmittel. Irgend jemand würde Sie rasend gern darauf aufmerksam machen, daß Ihre verwaschenen Jeans mit den Reißverschlüssen an den Fesseln seit 1986 abgelaufen sind. Würde die

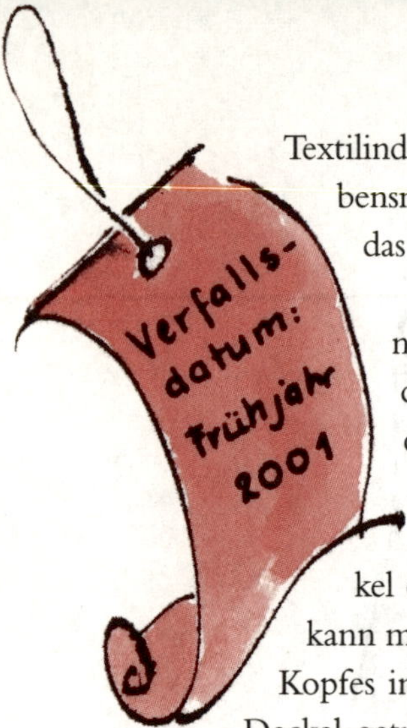

Textilindustrie genauso funktionieren wie die Lebensmittelindustrie, hätte dieser Jemand Ihnen das längst gesteckt.

Erinnern Sie sich an die Zeiten, als noch nicht jedes zum Verzehr gedachte Produkt den Stempel mit dem Mindesthaltbarkeitsdatum trug? Als man noch haarsträubende Überraschungen erleben konnte, wenn man beim Kühlschrankputzen den Dekkel einer Frischkäsepackung hochhob? Heute kann man, dank der brillanten Idee eines klugen Kopfes in irgendeinem Lebensmittelkonzern, den Deckel getrost zulassen und braucht nur das aufgedruckte Datum zu lesen. Und wenn dort »19. Juli« steht, während draußen schon der erste Herbststurm ums Haus pfeift, heißt es schlicht **»Und Tschüs!«** Die Einführung des Mindesthaltbarkeitsdatums hat uns nicht nur vom Anblick schwarzgrüner Pilzkulturen in Fruchtjoghurtbechern und Käseschachteln befreit, sondern auch von Schuldgefühlen erlöst. Ist das Datum abgelaufen, werfen wir die Packung reinen Gewissens in den Müll.

Wenn man Kleidungsstücken nur genauso einfach ansehen könnte, wann ihr Verfallsdatum überschritten ist!

Kleider hängen jahrzehntelang im Schrank. Wären sie Lebensmittel, wären sie längst in den Rang wissenschaftlicher Forschungsobjekte aufgestiegen, wie die monatealte Müslischale, die Sie unter dem Bett Ihres Zehnjährigen gefunden haben. Fließende Seide hat sich in spröden Cord verwandelt, aus dem einfarbigen Grün ist ein buntes Schottenkaro geworden, und die trockene Luft hat das ehemals gute Stück um drei Kleidergrößen schrumpfen lassen.

Wären Kleider wie Lebensmittel, wäre es ein Kinderspiel, sie wegzuwerfen, sobald ihre Uhr abgelaufen ist. Sie müßten keine zweite Meinung einholen, ob das Blümchenkleid mit den Puffärmeln wirklich hinüber ist oder ob der Blazer mit den superbreiten Schulterpolstern aus den Achtzigern nicht doch noch einen gewissen Chic hat. Sie würden den Krempel wegwerfen, womöglich sogar in die gleiche Tonne wie den abgelaufenen Frischkäse.

Aber nein, wenn es um Kleider geht, haben die Leute Skrupel vor der Herzlosigkeit, adieu zu sagen! Versuchen Sie nicht, mich zu überzeugen. Ich sehe es mit eigenen Augen. Ihre verwaschenen Jeans mit den Reißverschlüssen an den Fesseln sind noch bestens in Schuß. Keine Risse, keine Löcher, keine Flecken. Sie haben sie seit acht Jahren nicht getragen, aber – so protestieren Sie – vielleicht kommen solche Reißverschlüsse ja wieder! Ich sage: Wenn wir Glück haben, kommen sie nicht wieder!

Kurz und gut: Alte Kleidungsstücke werden mit den Jahren nicht besser, sie kommen nur aus der Mode. Wer in solchen Fossilien herumläuft, wirkt selber wie ein Fossil. Damit tun Sie sich keinen Gefallen. Sie sind erwachsen! Sie sind eleganter, attraktiver und klüger geworden! Lassen Sie sich von Ihren alten Kleidern nicht kleiner machen, als Sie sind und Gerüchte über Sie in die Welt setzen, die weder wahr noch schmeichelhaft sind!

Wenn Sie mir nicht glauben, machen Sie folgenden Test: Der kürzeste Weg, um herauszufinden, ob Ihre Garderobe veraltet ist oder nicht, führt in einen Secondhandshop. Wenn die Händlerin Ihre verwaschenen Jeans nicht haben will, wird sie ihre Gründe haben.

Die harte Wahrheit lautet: Ein Secondhandshop interessiert sich nicht für Ihre Dinosaurier, ebensowenig wie Sie die abgelegten Sachen anderer Leute auftragen wollen. Die Händlerin hat ein geschultes Auge. Sie sieht, was neu und was alt ist, sie weiß einen Klassiker von altem Plunder zu unterscheiden. Und sie wird Ihre Klamotten nur dann in Kommission nehmen, wenn sie sicher ist, daß sie dafür einen Abnehmer findet. Diskutieren Sie nicht lange. Die Händlerin kennt ihre Kundschaft besser als Sie.

Sie können Ihre Jeans natürlich auch Ihrer Schwester oder einer Freundin anbieten, aber dann sollten Sie sich auf verdutzte Blicke und ein schmunzelndes bis empörtes »Nein, danke« einstellen. Es sei denn, Ihre Familie wird von moralischem Druck zusammengehalten, dann werden die Verwandten Ihren Altkleidersack annehmen, ein halbes Jahr in der Garage bunkern und dann an den nächstbesten bedauernswerten Verwandten weitergeben.

Bei einer Klientel könnten Sie es immerhin versuchen: bei Ihren Töchtern und deren Freundinnen, sofern sie im Teenageralter sind. Vielleicht lassen die Girlies sich Ihre abgelegten Preziosen andrehen. Wenn Sie sich von dem einen oder anderen Stück partout nicht trennen wollen, weil Sie überzeugt sind, daß eine bestimmte Mode wiederkommt, muß ich Ihnen teilweise recht geben. Stile werden tatsächlich recycelt – allerdings mit neuen Stoffen und neuen Mustern. Geben Sie die alten Stücke den jungen Mädchen, und kaufen Sie für sich selbst die neue Version. Ein zwanzig Jahre altes Kleid kann an einem jungen Mädchen charmant aussehen, an einer reifen Frau wirkt es immer nur alt. Sie werden einen Tag lang die Heldin der Clique Ihrer Tochter sein – und dann Ihren Kleiderschrank hoffentlich von allen muffigen Antiquitäten gesäubert haben.

Das Gemeine an abgelaufenen Kleidungsstücken ist, daß es allen anderen vor Ihnen auffällt. Wenn man ein Stück schon längere Zeit im Schrank hängen hat, fallen einem tausend Gründe ein, warum man es nie trägt. Man wird blind für die

Details, aus denen sich seine Scheußlichkeit zusammensetzt – die Schulterklappen, die übergroßen aufgesetzten Taschen. Es ist wie mit dem Fleck auf der Couch – anderen springt er sofort ins Auge, Sie sehen ihn nicht mehr, weil Sie ihn ständig vor Augen haben.

Aus diesem Grund fordere ich, daß Kleidungsstücke mit einem Haltbarkeitsdatum versehen werden. Auffällige, bunte, besonders modische Kleider wären nach einem halben Jahr abgelaufen. Man könnte es auf einem Etikett vermerken, das man innen in die Seitennaht einheftet, gleich neben das Schildchen mit den Pflegeanweisungen. »Mindestens haltbar bis 19. Dezember 2000« könnte da stehen. Neutrale Farben und schlichte, klassische Schnitte wären weniger leicht verderblich. »Mindestens haltbar bis 22. Juni 2002.«

Dann könnten Sie sich den ganzen Aufwand sparen, ein unverkäufliches Stück von Secondhandshop zu Secondhandshop, von Cousine zu Cousine zu schleppen. Sie könnten es beim Hausputz aussortieren und zusammen mit dem verschimmelten Käse in die Tonne werfen. Und wenn Ihr trantütiger Nachbar Richard Sie vor der Mülltonne erwischen und fragen würde: »Wieso wirfst du die Jeans weg? Die sind noch tip-top!«, könnten Sie triumphierend auf das Etikett tippen und sagen: »Hier, die sind abgelaufen, Richard. 17. September 95.«

Bis es soweit ist, sollten Sie der Tatsache ins Auge blicken, daß diese Sachen ihr Verfallsdatum überschritten haben, ob mit oder ohne Etikett. **Schaffen Sie sie aus dem Haus, aus den Augen, aus dem Sinn** – auch wenn es Ihnen noch so schwerfällt. Die immense mentale Energie, die nötig ist, um eine veraltete Garderobe beisammenzuhalten, können Sie für weit produktivere und erfreulichere Tätigkeiten freisetzen – beispielsweise für die Lektion, wie Sie Ihr wunderbares *heutiges* Ich in Ihrem Outfit zur Geltung bringen können.

Entlassen Sie Ihre alten Prachtstücke in Ehren. Sie haben Ihnen treu gedient. Jetzt mögen Sie anderen dienen – es gibt genug Altkleidersammlungen von karitativen Einrichtungen, die brauchbare Kleidung an Bedürftige weiterleiten. Für Sie ist es Zeit, den Blick nach vorn zu richten.

Das Schreckenswort, das mit »M« anfängt

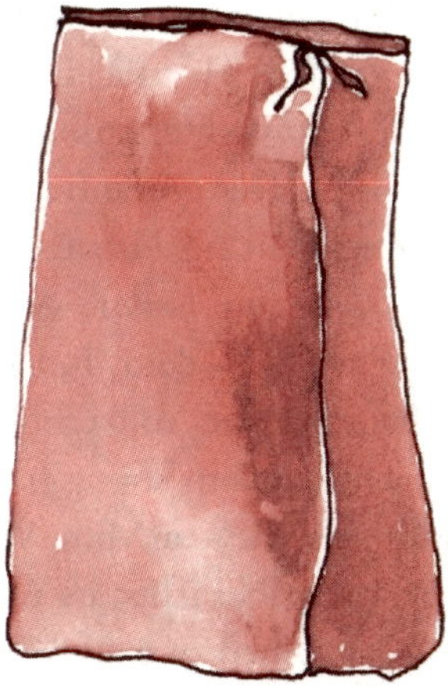

Mach dich nicht zum Gespött.
Du hast nur dich.

JANIS JOPLIN, ZITIERT IN
READER'S DIGEST (April 1973)

ICH BIN EHER ZUFÄLLIG auf die Macht dieses Wortes gestoßen, mit dem man jede Frau über Vierzig zu Tode erschrecken kann. Es ist weder ordinär noch ein gängiges Schimpfwort, aber es hat eine so durchschlagende Wirkung, daß Frauen, denen man dieses Attribut anhängt, sich schütteln, als wären sie in einen von Kleiderläusen befallenen Mantel geschlüpft. Was ist an dem Ausdruck »matronenhaft« so schlimm? Ich habe im Lexikon nachgeschlagen. Hier die Definition des Schreckensworts: »**Matrone** – ehrwürdige, ältere Frau, verheiratet oder verwitwet, in angesehener gesellschaftlicher Stellung.« Klingt das nach einer tödlichen Beleidigung? Eigentlich nicht, aber ich weiß so gut wie Sie, daß keine Frau aus unserer Altersgruppe auch nur entfernt mit diesem Wort in Zusammenhang gebracht werden möchte.

Mir fällt beim Wort »Matrone« immer Esther Anderson ein. Ihr Mann führte den Lebensmittelladen mit Postschalter in dem

Fünfundsiebzig-Seelen-Dorf, in dem ich aufgewachsen bin. Er war ein respektables Gemeindemitglied, und nach seinem plötzlichen Herztod war Esther eine respektable Witwe. Ich war noch keine zehn Jahre alt, aber ich weiß noch genau, wie sie aussah. Sie trug farblose Hauskleider mit winzigen Blümchenmustern und dicke, blickdichte Strümpfe, die an ihren stämmigen Fesseln Falten warfen. Der große Busen hing ihr fast bis zur Taille, und wenn sie sich bückte, blitzten die Ränder ihres Liebestöters unter dem Rocksaum hervor. Aber sie hatte eine schöne Stimme, die ihr auch nach dem Tod ihres geliebten Mannes erhalten blieb. Sie ging stets mit erhobenem Kopf und trug das graue Haar mit Klammern streng nach hinten gebändigt. Esther war eine Matrone. Sie war Mitte Vierzig. Sie war alt. Ich hatte Ehrfurcht vor ihr, aber ich wäre nie auf den Gedanken gekommen, einmal so aussehen zu wollen wie sie.

Wenn wir uns – diesmal ohne Lexikon – fragen, was *wir* unter »matronenhaft« verstehen, kommen uns nur häßliche Wörter in den Sinn: unförmig, schlampig, altmodisch. So möchte keine Frau aussehen, die noch ein Fünkchen Leben in sich verspürt.

Wie steht es mit Ihnen? Wenn Sie in den Vierzigern sind, könnte es gut sein, daß Sie auch etwas von einer Matrone haben. Vielleicht sind Sie alles andere als ehrwürdig, vielleicht beschränkt Ihre angesehene gesellschaftliche Stellung sich auf die Tatsache, daß Sie jeden Mittag in der Kantine auf dem gleichen Platz sitzen, den Ihnen keiner streitig macht. Vielleicht sind Sie weder verheiratet noch verwitwet – und haben trotzdem das Gefühl, es könnte vielleicht irgendwie sein, daß Ihre Erscheinung etwas leicht Matronenhaftes hat. Die Ursache ist meist, daß sich mit den Jahren unmerklich eine gewisse Nachlässigkeit eingeschlichen hat, von der man nicht mehr loszukommen glaubt.

In meiner Tätigkeit als Stilberaterin habe ich irgendwann die Entdeckung gemacht, daß man Frauen, die gegen vernünftige Einwände resistent sind – »Ich weiß, daß Sie sehr erdverbunden sind, aber Schlammbraun ist einfach nicht Ihre Farbe«, oder: »Ich weiß, daß Sie diese tellergroßen Ohrringe seit zehn Jahren tragen, aber im Ernst, dieser Look ist seit zwanzig Jahren out« –, nur mit diesem einen Schreckenswort zu kommen braucht, wenn man sie vor einem geschmacklichen Mißgriff bewahren will. Es wirkt wie ein Donnerschlag, wie eine Erleuchtung. Ich lege die wohlklingende Stimme von Esther Anderson auf und sage: »Ich weiß nicht, das macht Sie so ... matronenhaft.«

Hier ist eine Reihe von Kleidersünden, die Sie unbedingt meiden sollten, wenn Sie dem gefürchteten Schreckenswort nicht gefährlich nahe kommen wollen.

Das matronenhafteste Kleidungsstück der Welt ist der steife, ausgestellte, lange Rock, insbesondere der Faltenrock. Schaffen Sie dieses Ungetüm sofort ab. Verbannen Sie es aus Ihrem Kleiderschrank. Alles Faltenrockähnliche wirkt bei ausnahmslos jeder Figur matronenhaft.

Bedruckte oder bestickte Sweatshirts mit passenden Schlabberhosen sind etwas für Kleinkinder, aber nicht für erwachsene Frauen. Desgleichen Trainingsanzüge in all ihren Erscheinungsformen – der Jogginganzug ist das heutige Pendant zum Hauskleid unserer Großmütter. Hier und da mal ein Tag im Lotterlook ist in Ordnung, aber als Dauerdress vermittelt er die Botschaft: »Ich habe im Leben keine Pläne mehr. Erwarten Sie keinen vollständigen Satz von mir.«

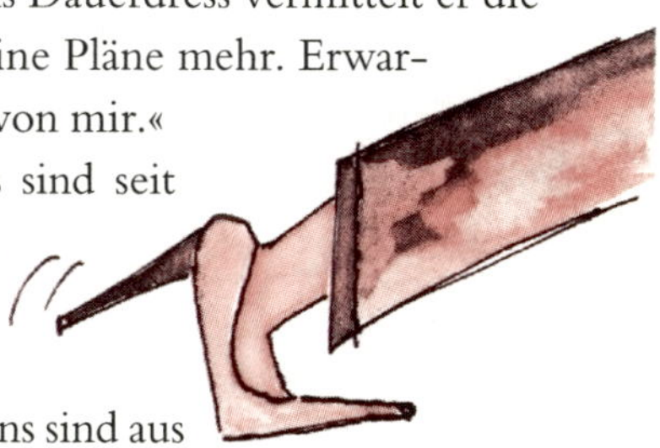

Pumps ohne Strümpfe zu Jeans sind seit über hundert Jahren out. Und da wir schon beim Thema Jeans sind – Feinstrumpfhosen zu Jeans rufen unüberhörbar »alte Dame«. Jeans sind aus robustem, grobem, strapazierfähigem Material. Feinstrumpfhosen zu Jeans sind wie Joggingschuhe zum Abendkleid. Tragen Sie zu Jeans entweder Stiefel oder dünne Socken und einen sportlichen Schuh mit solidem Absatz.

Büstenhalter, aus denen der Busen hervorquillt und beim Gehen wackelt und wippt, sind matronenhaft. Erneuern Sie Ihre Wäsche. Sie brauchen einen BH mit ganzen Körbchen. Halbe Körbchen sind nichts für Sie. Gehen Sie in ein Miederwarengeschäft und lassen Sie sich von einer Fachverkäuferin einen paßgenauen Büstenhalter aussuchen.

Schlechtsitzende Kleidung ist matronenhaft. Lassen Sie unregelmäßige oder schiefe Rocksäume vom Änderungsschneider begradigen. Tragen Sie keine zu engen Sachen.

Nun versprechen Sie mir, daß Sie den genannten Kleidersünden ab sofort abschwören. Geben Sie dem Faltenrock den Laufpaß, schaffen Sie sich vernünftige BHs an, und schwören Sie, nie wieder Pumps zu Jeans zu tragen. Das meine ich ernst.

Oder wollen Sie das
Schreckenswort
hören, das mit
»M« anfängt?

Bringen Sie System in Ihren Schrank – und Sie haben mehr Zeit für Sex!

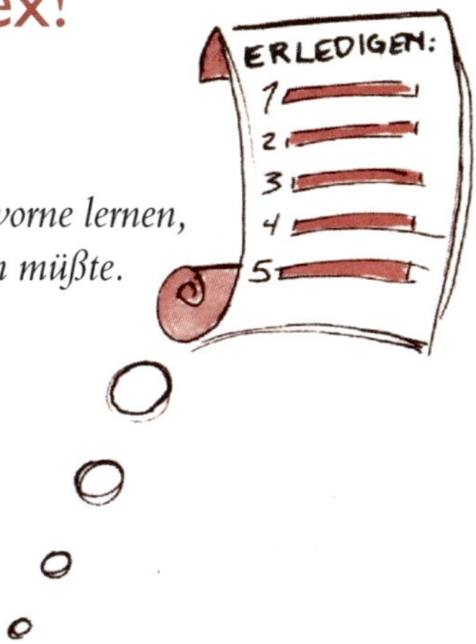

Ich muß noch einmal alles von vorne lernen,
was ich eigentlich längst können müßte.
SYLVIA ASHTON-WARNER: *MYSELF*

KENNEN SIE EINE FRAU, die zugibt, daß sie beim Sex schon einmal mit dem Kopf ganz woanders war und beispielsweise eine Einkaufsliste aufgestellt hat? »Meine Freundin Sally«, sagen Sie. Aha. Geben Sie es ruhig zu: Ihnen selber ist das auch schon passiert! Und wenn es nicht die Einkaufsliste war, dann waren es die Erledigungen, die Sie am nächsten Tag nicht vergessen durften, oder die Anzahl der Gedecke, die dieses Jahr für das Thanksgivingessen nötig wären, oder das knifflige Personalproblem in Ihrer Abteilung. Machen wir uns nichts vor, Ladys: Was unser Zeitbudget angeht, sind wir ständig pleite! Als dauergestreßte Vierzigjährige sind wir im Bett mit allem möglichen beschäftigt, bloß nicht damit, auf Wolke sieben zu schweben.

Dabei haben wir mit Vierzig endlich die nötige Übung, der Sex ist besser denn je – kurzum, ich will in der Hölle schmoren, wenn es mir nicht gelingt, Ihnen ein Extrastündchen pro Tag für den siebten Himmel herauszuschlagen!

Ich habe mir einmal den Spaß gemacht, jede einzelne der vierundzwanzig Stunden unseres Normaltages unter die Lupe zu nehmen, und dabei einen Zeit- und Energievernichter ersten Ranges ertappt. Sein Name ist »Chaos im Kleiderschrank«. Lassen Sie es mich anhand meiner Freundinnen Cheryl und Nancy veranschaulichen.

Wenn Cheryl B., siebenundvierzig, Softwaredesignerin, morgens um Viertel nach sechs ihren Kleiderschrank öffnet, sieht sie alles, was sie seit der Highschool je getragen hat. Sie benötigt allein eine knappe Stunde, um all die zerdrückten Faltenröcke, Fransenjacken und Cheerleaderkostüme zu entheddern und durchzublättern. Schließlich findet sie etwas, das sie im Büro tragen kann. Und dann genügt der merkwürdige Blick einer Kollegin, um sie zu verunsichern.

Nancy P., dreiundvierzig, ist eine selbstbewußte, lösungsorientierte Karriereberaterin. Aber daheim vor dem Kleiderschrank erleidet sie Panikattacken. Aus einer zerrupften Einkaufstüte in einer dunklen Ecke schlängeln sich Gürtelenden. Auf einem Bord, das sie nur mit einer Trittleiter erreichen kann, quellen aus einer Schuhschachtel exotisch gemusterte Schals und Tücher und mischen sich mit den Fotostapeln, die aus dem kaputten Karton daneben rutschen. Nancy legt großen Wert darauf, gut angezogen sein. Sie hat Lust auf einen Rock, aber jeder hat irgendeinen Haken. Beim schwarzen ist der Saum immer noch lose, der taupefarbene ist immer noch zu eng. Die unerledigten Ausbesserungsarbeiten verursachen ihr ein schlechtes Gewissen. Jetzt findet sie überhaupt nichts mehr hübsch. Nach einer dreiviertelstündigen Analyse ihrer Garderobe gibt sie auf und zieht wieder das gleiche an wie jeden Tag: graue Hose, weiße Bluse, gelber Cardigan. Sie macht sich auf den Weg zur Arbeit – mißlaunig, zerknirscht, uninspiriert.

Ich habe eine Strategie, mit der Sie diesem Frust ein Ende setzen können und statt dessen jeden Morgen mit guter Laune in den Tag starten! Stellen Sie sich vor, Sie öffnen Ihren Schrank und haben mit einem Blick den ganzen Inhalt vor sich. Jedes einzelne Kleidungsstück steht Ihnen ausgezeichnet und sitzt perfekt. Sie bräuchten zum Ankleiden nicht mehr als fünf Minuten und hätten rund eine dreiviertel Stunde gespart, mit der Sie machen können, was Sie wollen!

Wie kommt man zu einem Schrank, zu einer Garderobe, die so effektiv und funktional sind? Ganz einfach. Folgen Sie mir.

Erster Schritt: Schaufeln Sie sich einen Nachmittag frei. Stellen Sie das Telefon ab, schalten Sie den Fernseher aus. Legen Sie eine CD von Celine Dion, Patsy Kline oder Aretha Franklin auf. Drehen Sie die Musik schön laut. Krempeln Sie die Ärmel hoch, öffnen Sie Ihren Kleiderschrank und – egal, was Ihnen entgegenpurzelt – konzentrieren Sie sich ab jetzt auf den Hauptgewinn, das Extrastündchen am Morgen.

Zweiter Schritt: Ihr Kleiderschrank ist ein Tempel. Er ist ein geweihter Ort, an dem Sie der hohen Kunst des Ankleidens frönen. Die alten Vorhänge aus dem Wohnzimmer, die Sie in eine Ecke gestopft haben, haben darin genausowenig zu suchen wie die Schachteln voller Fotos, die Sie seit Jahren in Alben kleben, oder irgendwelche Dinge, die Sie vor den Kindern verstecken wollen. Im Schrank suchen Kinder immer als erstes, wußten Sie das nicht? Raus damit, alles *raus*! Sie stellen Gewürze ins Gewürzregal, Ihr Auto in die Garage und das Toilettenpapier ins Badezimmer. Ihre Kleider und Accessoires gehören in den Kleiderschrank oder in seine unmittelbare Nähe.

Dritter Schritt: Wenn Sie Sex haben wollen, dann wollen Sie tollen Sex, Ladys, habe ich recht? Nicht So-la-la-Sex. Seien Sie mit den Kleidern in Ihrem Schrank genauso wählerisch! Sehen Sie sich jedes einzelne Stück genau an, und behalten Sie nur das, was wirklich toll aussieht – ab in die Tonne mit dem Rest.

Sie sind ein Superweib! Sie sind großartig! Sie sind einmalig! Also behalten Sie nichts, das Ihre Ausstrahlung schmälert, das »einigermaßen«, aber nicht »fantastisch« aussieht. Jawohl, weiter so! Keine Diskussion bei dem Ensemble, das Sie im Schlußverkauf erstanden haben, obwohl es von Anfang an nicht richtig saß; weg mit den Geschenken wohlmeinender Verwandter, die Ihren Namen kennen, aber nicht Ihren Geschmack; tschüs zu den fünfundzwanzig ausgebleichten T-Shirts, die Sie nur für den Fall aufbewahrt haben, daß Sie Ihr Auto mal eigenhändig waschen sollten. Was jetzt noch in Ihrem Kleiderschrank bleibt, sind ausschließlich Stücke, die klasse aussehen, die Ihnen *heute* passen und die um Ihre Aufmerksamkeit wetteifern: »Zieh *mich* an! Nein, *mich*! Nein, *mich*!«

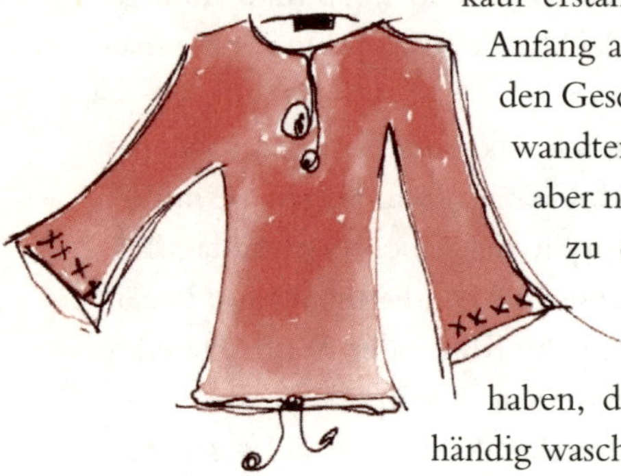

Vierter Schritt: Legen Sie während der Inspektion Ihrer Garderobe alles beiseite, was ausgebessert werden muß – jedes Teil, an dem sich ein Knopf gelockert oder ein Saum gelöst hat, jeden Rock, der weiter oder enger gemacht werden muß. Nehmen Sie sich vor, diese Ausbesserungsarbeiten binnen zwei Wochen zu erledigen. Schreiben Sie es sich in den Kalender. Erzählen Sie mir nicht, daß Sie erst später dazu kommen. Sonst wird Ihnen bei Ihrem nächsten Schäferstündchen garantiert ein Gedanke durch den Kopf schießen, der lautet: »Ach, die Näharbeiten!«

Fünfter Schritt: Kaufen Sie sich eine hübsche Schachtel, und nennen Sie sie Ihr Souvenirkästchen. Packen Sie alle Kleidungs- und Schmuckstücke hinein, an denen Ihr Herz hängt, aber die Sie bestimmt nie mehr tragen werden – die Makkaroni-

Halskette, die Johnny Ihnen im zweiten Schuljahr zum Muttertag gebastelt hat, Ihre Lieblingshose, die beim Skaten im Golden Gate Park am Knie gerissen ist, die indischen Blusen, die Sie in den Siebzigern so geliebt haben. All das sind Kostbarkeiten, keine Frage, aber sie gehören nicht in einen funktionalen Kleiderschrank. Na, wie fühlen Sie sich? Den halben Weg haben Sie schon geschafft! Machen Sie fünf Minuten Pause, träumen Sie ein bißchen, und dann zurück an die Arbeit.

Sechster Schritt: Werfen Sie die Drahtbügel weg. Kaufen Sie sich stabile, einfarbige oder durchsichtige Plastikkleiderbügel oder Holzbügel. Gute Kleiderbügel schonen Ihre Kleidungsstücke und halten sie in Form. Hängen Sie alles in der gleichen Richtung auf die Bügel.

Siebter Schritt: Sortieren Sie Ihren gesamten Schrankinhalt nach Farben, von Dunkel nach Hell. Erst alle schwarzen Sachen, dann die braunen, roten, blauen, beigen und schließlich alle weißen Stücke. Sortieren Sie auch die Farbnuancen – Blauviolett neben Violett neben Rotviolett. Ein nach Farben sortierter Kleiderschrank erfreut, wenn man ihn öffnet, nicht nur das Auge wie ein nagelneuer, vierundsechzigteiliger Pastellkreidenkasten. Er läßt Sie auch kreativer werden und Dinge kombinieren, die Sie noch nie nebeneinander gehalten haben.

Achter Schritt: Bringen Sie Ihre Accessoires so unter, daß Sie mit einem Blick alles überschauen können. Hängen Sie Schals und Tücher auf Bügel, und plazieren Sie sie an einem Ende der Kleiderstange. Für Gürtel und Halsketten eignen sich Krawattenbügel. Sortieren Sie Ihren Schmuck in Körbchen, die Sie auf ein Regalbrett in Ihrem Schrank oder auf eine Kommode stellen. Reihen Sie Ihre Schuhe unter den Kleidern auf, ebenfalls von Dunkel nach Hell.

Jetzt haben Sie Harmonie und Ordnung in Ihren Kleiderschrank gebracht. Er wirkt wohlorganisiert und gepflegt, wie ein

Zen-Garten. Sehen Sie die Farbskala, sehen Sie all die Kleidungsstücke? Es sind nur noch Ihre Lieblingskleider, kein fauler Apfel verbirgt sich zwischen den guten. Die Auswahl ist jetzt ein Kinderspiel.

Wenn Sie heute abend ins Bett gehen, werden Sie den Kopf frei haben, denn Sie wissen, daß Sie morgen früh, wenn hinter den Fenstern die Sonne aufgeht, Ihren Schrank öffnen, eines Ihrer Lieblingsoutfits wählen und gut angezogen und strahlend in den neuen Tag hinausgehen werden.

Und wenn Sie sich dann in fünf klitzekleinen Minuten angezogen haben und die Kinder schon in der Schule sind, während Sie und Ihr Herzblatt nicht vor neun Uhr bei der Arbeit sein müssen – warum nicht? Ziehen Sie sich noch mal aus. (Sie brauchen ja nur fünf Minuten, um sich wieder anzuziehen!) Schlüpfen Sie mit Ihrem Liebsten unter die Bettdecke und sehen Sie sich zusammen ein Video an, beispielsweise *Die große Liebe meines Lebens,*

es sei denn, Sie haben
etwas **weit Aufregenderes** zu tun!

Machen Sie Hausputz in Ihrem Kopf!

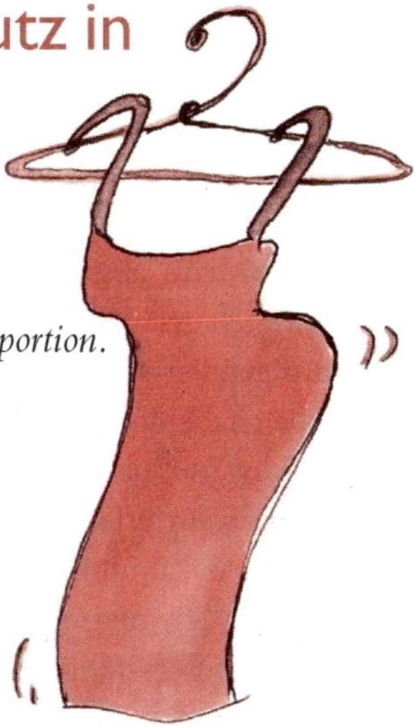

Es gibt keine wahrhafte Schönheit ohne einen kleinen Makel in der Proportion.
FRANCIS BACON: *ÜBER DIE SCHÖNHEIT*

JEDE FRAU ÜBER VIERZIG ist in der Lage, ein zufriedenes, genußvolles Verhältnis zu ihren Kleidern zu entwickeln. Dafür ist es allerdings unerläßlich, die verklebten Filter in Ihrem Kopf einer gründlichen Reinigung zu unterziehen. Es gibt keine noch so gute Maschine, die auf Dauer funktionstüchtig bleibt, wenn man sie nicht von Zeit zu Zeit wartet, sprich, alles sorgfältig reinigt, ölt und abgenutzte Teile durch neue ersetzt. Genauso braucht der Kopf einer Frau nach vier Jahrzehnten eine Generalüberholung. Falls Sie nicht die rare Ausnahme unter denen sind, die diese magische Altersgrenze überschritten haben, dann ist Ihnen eine gewisse Stimme nicht unbekannt, die die abscheulichsten Dinge über Sie, Ihren Körper und Ihr Aussehen sagt – eine Stimme, die nicht von außen kommt. Dann geht es Ihnen wie Millionen anderer Frauen – im Innern Ihres Kopfes haust eine Verrückte. Vielleicht hatten Sie vor fünfundzwanzig Jahren einen Bruder, der Sie ständig gehänselt hat, oder eine Schwester, mit der Sie dauernd verglichen wurden. Aber solche Kindheitsgreuel sind harmlos im Vergleich zu den Grausamkeiten gegen sich selbst, die den meisten Frauen nahezu unbewußt unterlaufen. Ich wette, wenn jemand den Unsinn, der durch so manchen Frauenkopf schwirrt, aufzeichnen und über Lautsprecher in einem Kaufhaus abspielen würde, wäre das Gebäude binnen fünf Minuten geräumt. Kein Mensch könnte diese abstoßenden, entwürdigenden Gemeinheiten ertragen, die ewigen Sticheleien, die gnadenlos niederschmetternden Vergleiche, die hämischen Hinweise, daß andere Frauen viel schöner sind, daß Sie selber vor zwanzig Jahren noch viel blonder, schlanker, schicker waren. Wie ein Endlosband, das unablässig fiese, beißende Kritik abspult: »Ich mag meine Beine nicht. Mein rechtes Auge hängt so komisch herunter. Meine Arme sind zu schlaff.« Vom Haupthaar über die Beine, die Sie tragen, bis zum kleinen Zeh – Sie haben tausend Dinge an Ihrem Körper auszusetzen und können die Litanei jederzeit wie ein Maschinengewehr herunterrattern: die unendliche Liste Ihrer vermeintlichen »Problemzonen«. Das ist eine häßliche Angewohnheit. Punkt. Die Stacheln der Kritik haften wie Kletten an der Hirnmasse und halten uns von der Fröhlichkeit ab.

Ich sage Ihnen, was zu tun ist. Setzen Sie dem Spuk ein Ende. Schluß, aus, vorbei. Das war's. Erklären Sie den Monolog für beendet. Knöpfen Sie sich die nörgelnde, mißgünstige, boshafte Schwätzerin vor und geigen Sie ihr die Meinung – oder schreiben Sie ihr einen freundlichen Abschiedsbrief: »Besten Dank für deine Beiträge. Du wirst nicht mehr gebraucht. Halt ab sofort den Mund.« Packen Sie die Besserwisserin am Kragen, sagen Sie ihr, sie sei gefeuert, ihre Stelle sei bereits neu besetzt. Glauben Sie mir, die Hexe wird erleichtert sein. Sie hat die Nase ebenfalls voll und wird nichts lieber tun, als sich in ihr glattes Gegenteil zu verwandeln und Ihnen damit zu dienen, was Ihnen immer gefehlt hat: Lob, Anerkennung, Hymnen auf das, was Sie sind, innerlich und äußerlich.

Angeles Arrien spricht in ihrem Buch *The Four-Fold Way* über das sogenannte Suchtmuster. Man fixiert sich auf das, was nicht funktioniert, anstatt auf das, was funktioniert. Sie schreibt: »Sobald wir uns von der Sucht vollständig gelöst haben, fangen wir an, die Segnungen, Gaben, Talente und Ressourcen zu erkennen, die uns in unserem Leben zur Verfügung stehen.«

Ich beschwöre Sie: Anstatt sich auf Ihre Makel zu konzentrieren, lassen Sie die Vergangenheit hinter sich, und **werfen Sie einen neuen, unbefangenen Blick auf sich selbst** – mit den Augen eines wohlwollenden Liebhabers, der leidenschaftlich und neugierig jeden Winkel Ihres Körpers, Geistes und Verstandes erkundet, sich für jedes Detail begeistert, das er an Ihnen entdeckt, und sich **an ihrer Einzigartigkeit berauscht**. Lassen Sie Ihre Liebe alles Negative, Abwertende überfluten und durchdringen, bis es sich in pures Wohlgefallen aufgelöst hat.

Sie wissen, wie das geht! Sie haben es oft genug bei anderen gemacht. Sie sind einem Mann begegnet. Als Sie ihn das erste Mal sahen, fanden Sie seine Augenbrauen ziemlich buschig, seine von Sonne und Meer gegerbte Haut ziemlich rauh, und sein unbeholfenes Lächeln erschien Ihnen fast wie ein schiefes Grinsen. Aber dann wuchs er Ihnen ans Herz, und siehe da, die rauhe Haut wurde weich, die schiefen Züge wurden sympathisch, und alles schmolz zu einem köstlichen Gesamtpaket zusammen. Plötzlich hatte er eine ganz eigene, einmalige Schönheit. Genauso haben Sie selbst Ihre ganz eigene, einmalige Schönheit, die nur darauf wartet, entdeckt und geliebt zu werden. Sie war die ganze Zeit da. Sie haben sich nur nicht um sie gekümmert!

Verlieren Sie keine Zeit. Dies ist eine dringende Angelegenheit. Reinigen Sie den scharfzüngigen Filter in Ihrem Hirn. Sobald Sie die Hexe gezähmt haben, die in Ihrem Innern haust, können Sie anfangen, Ihrem Selbst positive, wohlwollende Botschaften zu senden. Schaffen Sie als erstes die Personenwaage in Ihrem Badezimmer ab. Werfen Sie den Kalender aus dem Fenster, in dem Sie täglich Ihr Gewicht protokolliert haben. Versuchen Sie wieder Anschluß an Ihr Ich zu finden. Nehmen Sie Kontakt mit der Frau auf, die Sie hier und heute sind, in diesem Augenblick. Fassen Sie den schönen, weichen Körper an, in dem dieses Ich wohnt. Ziehen Sie sich nackt aus, stellen Sie sich in voller Länge vor den Spiegel, und betrachten Sie jedes Detail. Zählen Sie sich zehn erfreuliche Tatsachen über Ihren Körper auf – zum Beispiel, daß Ihre Augäpfel ohne jedes Zutun dauernd feucht bleiben oder daß Ihre Haut sich geschmeidig über alle Muskeln und Knochen spannt und die Maschinerie in Ihrem Innern schützt, die unermüdlich ihren Dienst tut, während Sie mit ganz anderen Dingen beschäftigt sind. Freuen Sie sich daran, daß Ihr Körper jederzeit ein Lächeln parat hat, falls eines gebraucht wird, daß Ihr Zwerchfell stets ein Lachen auf Lager hat und daß Ihr Herz das Gefühl von Traurigkeit abruft, wenn ein Freund Ihnen erzählt, seine Mutter habe nicht mehr lange zu leben. All das gehört Ihnen, das ist Ihr kostbarer Körper, Ihr kluger Verstand, Ihr warmes Herz. Feiern Sie jetzt, in diesem Moment, daß Ihnen das alles gehört, daß es so wunderbar funktioniert und daß es so eine natürliche Schönheit hat!

Ich sehe tagtäglich Körper – Körper, die in Kleidergrößen von 34 bis 54 passen –, und ich habe noch bei fast jeder Frau diese »Verwunderung« erlebt, wenn sie sich selbst mit neuen Augen sieht. Einer achtundvierzigjährigen Kundin machte ich Komplimente wegen ihrer schönen, breiten Schultern, indem ich sie darauf hinwies, wie ausgewogen bei ihr die Proportion zwischen Schultern und Hüften sei. Darauf gestand sie mir, sie sei ihr Lebtag lang unsicher gewesen, weil sie immer dachte, ihre Schultern seien »zu kräftig«. Eine andere Kundin Ende Vierzig reagierte skeptisch auf ein schickes Top – eine ärmellose Bluse mit tiefem V-Ausschnitt –, das ich ihr in die Umkleidekabine brachte. »Ich dachte immer, so was kann ich mir nicht leisten«, sagte sie, »muß ich nicht hochgeschlossene Sachen tragen?« Und dabei sehe ich einen wunderschönen Hals und ein prächtiges Dekolleté, um das manch andere sie beneiden würde.

Machen Sie sich klar, daß es nicht ein einziges, universales Rezept für Schönheit gibt; sie drückt sich in unzähligen Erscheinungsformen aus. In der Natur tut jedes Wesen sein Bestes, um das zu sein, was es sein kann. Eine Rose käme nicht auf den Gedanken, wie eine Lilie sein zu wollen. Eine Rose verströmt »Rosenhaftigkeit«. Eine Tulpe meistert es, eine Tulpe zu sein. Eine Hyazinthe wächst und entwickelt sich mit dem einzigen Ziel, eine prächtige Hyazinthe zu werden. Was auch immer Ihre Farbe, Ihr Duft, Ihre Figur, Ihre Gestalt ist – nehmen Sie sich ein Beispiel an Rose, Tulpe und Hyazinthe: Versuchen Sie Ihr Wesen auszudrücken, rein und unverfälscht.

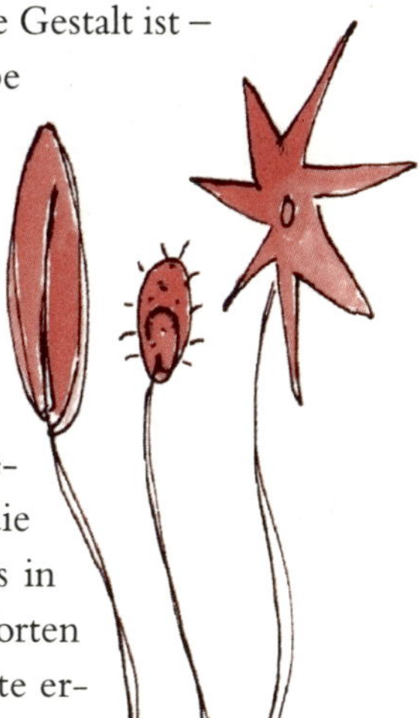

Das, was Sie bisher für Ihre Makel gehalten haben, könnten genausogut Ihre größten Trümpfe sein. Verlieben Sie sich in Ihr rundes Gesicht, Ihre krumme Nase, Ihre kurzen Finger. Freuen Sie sich an Ihrer Besonderheit. Stehen Sie gerade, straffen Sie die Schultern, und dann gehen Sie stolz hinaus in die Welt. Fegen Sie den Staub von den Worten Ihrer alten Tante, die Sie zur Lieblingsnichte erkoren hat: »Versuch nicht, andere zu kopieren, mein Schatz. Du bist das Original!«

Kleider werden Ihnen helfen, Ihre Einzigartigkeit zum Ausdruck zu bringen, die schöne, reife, blühende Frau, zu der Sie geworden sind. Also warten Sie nicht länger: Gehen Sie mit Bürste und Putzlappen durch Ihren Kopf, polieren und wienern Sie, bis Sie Ihre innere Einstellung auf Hochglanz gebracht haben. Und dann wischen Sie jeden Tag mit dem Staubtuch nach, um Ihre mentalen Filter sauberzuhalten. Mit einer klaren inneren Einstellung werden Kleider
zu Ihren treuesten Freunden werden,
zu ergebenen Dienern
**Ihres Körpers, Ihres Geistes
und Ihrer Seele.**

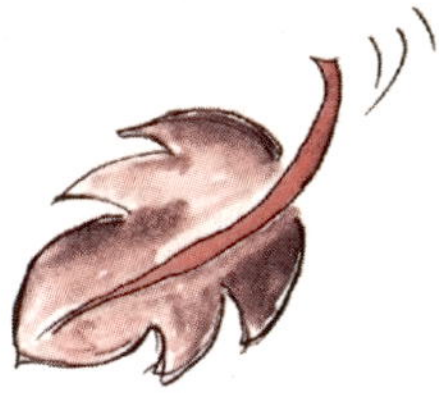

Es ist schön, sich schön zu machen

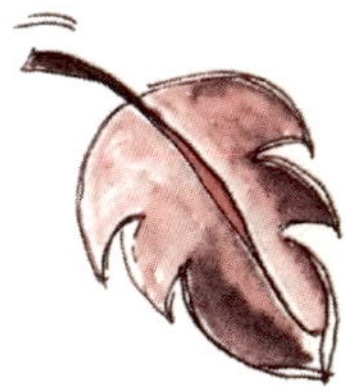

Das erste, was das erste Paar auf Erden tat, nachdem es die erste Sünde begangen hatte, war sich anzuziehen. So begründeten Adam und Eva die Welt der Mode, und seitdem hat ein Stil den anderen abgelöst.

»GILDING THE LILY«, *TIME* (8. November 1963)

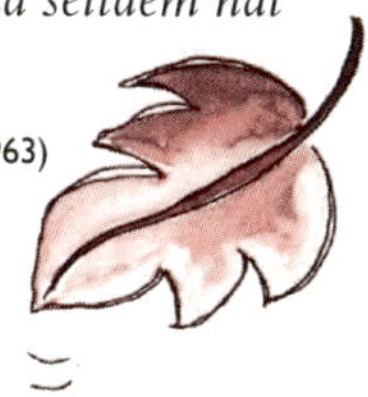

ES KANN LEICHT PASSIEREN, daß man sich mit Vierzig in Sachen Kleidung plötzlich in einer Sackgasse wiederfindet. Die eine oder andere glaubt sich gar an den Gedanken gewöhnen zu müssen, daß für sie die Zeiten vorbei sind, in denen Kleider mit Spaß zu tun hatten. Sie tröstet sich damit, ihren persönlichen modischen Höhepunkt mit Mitte Zwanzig gehabt zu haben, als sie in plustrigen Opahemden, Bauernröcken aus reiner Baumwolle und Cowboystiefeln herumlief. Oder sie denkt wehmütig an die Overalls der Achtziger zurück, mit den handbreiten Stretchgürteln und den monströsen Schulterpolstern, die noch der molligsten Barockfigur eine Wespentaille andichteten. Norma Kamali war damals der letzte Schrei, mit ihren unvermeidlichen Druckknopfleisten auf jeder Bluse, jedem Rock und jedem wadenlangen Kleid. Ach ja, die guten alten Zeiten.

Vielleicht gehören Sie zu denen, die über zwei Jahrzehnte lang furchtlos jede Mode mitgemacht und noch in jeder Saison etwas gefunden haben, in dem sie passabel aussahen. Aber eines Tages wachen Sie auf, und die Party ist vorbei. Sie können anziehen, was Sie wollen – es sieht alles bescheuert aus. Ihr Selbstbewußtsein erleidet einen Knacks, der sich ausbreitet wie eine Laufmasche in der Strumpfhose. Wenn Sie jüngere Frauen anschauen, kommt Ihnen deren Art, sich zu kleiden, merkwürdig vor. Irgendwie gehören Sie nicht mehr dazu. Und dann kommt der Tag, an dem Sie – eine Frau, die in allen anderen Lebenslagen eine blendende Figur macht – für irgendeinen Anlaß in letzter Minute ein neues Kleid kaufen wollen und scheitern. Sie finden jedes Outfit scheußlich, Sie finden sich selbst scheußlich und stellen entsetzt fest, daß aus dem fröhlichen Shoppen über Nacht eine Tortur geworden ist. Plötzlich sind Kleider an sich ein Problem.

Vielleicht haben Sie zu einer bestimmten Verkäuferin Vertrauen gefaßt, die irgendwann in ein anderes Geschäft wechselte, dann wieder in ein anderes. Sie sind ihr durch die halbe Stadt gefolgt und haben Ihren Kleiderschrank mit Einzelteilen aus einem halben Dutzend Läden gefüllt, ohne Sinn und Verstand, bis nichts mehr zusammenpaßte. Oder Sie haben aufs falsche Pferd gesetzt, als Sie sich dem treffsicheren Geschmack der Einkäuferin eines bestimmten Ladens verschrieben – aber dann gingen Ihre Lieblingsboutiquen ein, als der Einzelhandel in den Achtzigern von den großen Textilketten verdrängt wurde. Oder Sie haben einer Marke die Treue gehalten, deren Designer sich von immer neuen Einflüssen leiten ließen, bis ihr Stil sich von Ihrem Geschmack verabschiedet hatte. Eine Saison jagte die andere, und eines Tages hatten Sie den Anschluß verloren.

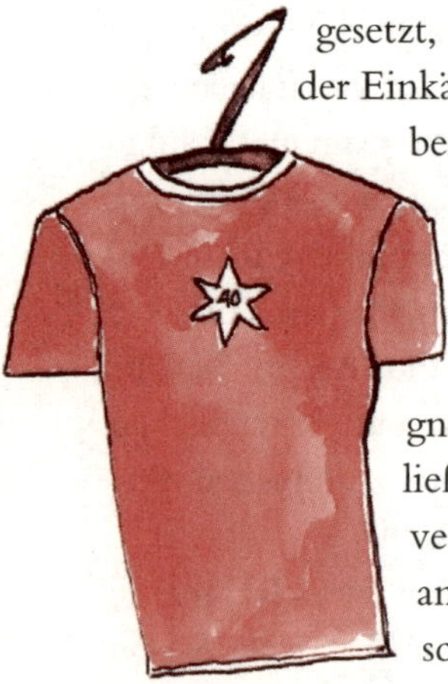

Stop, junge Frau mit Ihren vierzig Lenzen! Keinen Schritt weiter! So schnell lassen wir uns nicht entmutigen! Dafür haben Sie noch viel zu viel zu bieten, Sie sind schließlich im besten Alter! Bauen Sie auf das Erreichte, schlagen Sie Kapital aus dem, was Sie besitzen!

Sie haben allen Grund, sich mit Spaß und Geschmack zu kleiden, gerade jetzt! Mit Zwanzig waren Sie noch ein naives Ding, mit Dreißig hatten Sie Scheuklappen auf und konzentrierten sich voll und ganz auf den beruflichen und gesellschaftlichen Aufstieg. Mit Vierzig sind Sie endlich oben. Sie gehören immer noch zu den Jungen, Sie sind fit und gesund, haben ein genußvolles Sexualleben und jede Menge Pläne.

Kleider sind weit mehr als ein Stück Stoff, das man sich überwirft, um nicht zu frieren. Schmeichelnde Farben können ein Schlafdefizit wegzaubern. Ein gutgeschnittenes Kostüm läßt Sie fünf Jahre jünger und zehn Pfund leichter erscheinen. Ein ausgeklügelter Mix aus Farben und Stoffen ist imstande, Ihren IQ optisch zu verdoppeln. Mit dem passenden, attraktiven Outfit angeln Sie sich eine Beförderung, ein Rendezvous, einen Geschäftsabschluß. Und obendrein steigert es im Nu Ihr Selbstvertrauen, Ihr Wohlbefinden und Ihre gute Laune.

Kleider sind Agenten Ihrer Persönlichkeit – sie prägen Ihr Image, machen Werbung für Sie, preisen Ihre Talente und wecken die Neugier des Publikums.

Es gibt kein wirkungsvolleres Instrument, um sich auf dem Parkett des Lebens einen guten Stand zu verschaffen.

Was ist die größte Stärke, über die Sie mit Vierzig verfügen? Daß Sie sich über sich selbst Klarheit verschaffen können. Vielleicht zum ersten Mal im Leben. Bevor Sie sich etwas Neues zum Anziehen kaufen, möchte ich Sie auf die Schulbank schicken. Die Regale und Kleiderstangen in den Läden bieten Ihnen eine Art Speisekarte. Sie werden lernen, diese Speisekarte zu lesen und selbstsicher Ihre Wahl zu treffen. Das ist das ganze Geheimnis.

Folgen Sie meinen Anweisungen, und Sie werden über die Ergebnisse staunen. Kleider können nicht nur Botschaften über Sie aussenden, Ihren Auftritt inszenieren, Sie vor Wind und Wetter schützen, Ihr körperliches Wohlbefinden steigern, Ihr Selbstvertrauen stärken und Ihnen helfen, sich schön zu fühlen – sie können Ihnen vor allem das Gefühl geben, »Sie selbst« zu sein, mehr noch als im Evaskostüm.

Brauchen Sie noch mehr Gründe, um sich in Ihrem vierten Lebensjahrzehnt mit Bewußtsein zu kleiden? Den Anblick einer gutangezogenen Frau, deren ganze Erscheinung aus einem Guß ist, empfindet jeder als Genuß, als kleines Wunder – wie eine Sternschnuppe am Nachthimmel, einen Strauß roter Rosen, einen rauschenden Gebirgsbach oder eine gelungene Mousse au chocolat. Bestimmt haben Sie schon mal auf einer Parkbank gesessen oder in einem Büro oder vor einem Konzertsaal auf jemanden gewartet und die Passanten beobachtet. Dann kam eine Frau vorbei, umwerfend gekleidet, selbstbewußt, stilsicher, ein rundum stimmiges Bild, in dem jedes noch so kleine Detail aufging. So etwas hebt augenblicklich die Stimmung, man vergißt seine schlechte Laune und denkt: Das Leben ist schön! Wollen Sie nicht auch jemand sein, der bei Verwandten, Freunden, Kollegen, ja sogar bei Fremden auf der Straße die Endorphine in Wallung bringt? Der tägliche Genuß von Schönheit wirkt lebensverlängernd und hebt unser aller Lebensqualität.

Oder wie wär's hiermit? Das Anziehen könnte zum erotischsten Moment des ganzen Tages für Sie werden, jedesmal neu, jedesmal anders, fast so schön wie Sex. Sie ziehen sich jeden

Morgen an – warum machen Sie daraus nicht einen kreativen, sinnlichen Akt, bei dem Sie in Farben, Mustern, Stoffen schwelgen, glatte und rauhe Oberflächen streicheln, in steife oder weich fallende Hüllen schlüpfen? Wenn Sie es schaffen, sich aus den angenehmsten Elementen die passende Aufmachung für den Tag zusammenzustellen – einen kuscheligen Pullover in Ihrer Lieblingsfarbe, die Perlen Ihrer Großmutter (die Sie an ihre rosa gepuderten Wangen erinnern), dazu Hosen, die Ihre Hüften und Beine freundlich umspielen –, dann werden Sie nicht nur großartig aussehen, sondern sich auch großartig fühlen – und einen großartigen Tag haben!

Das Rezept lautet also: Tragen Sie Kleider, die Ihr Wesen zur Geltung bringen, Ihre Unverwechselbarkeit, denn dann wird man *Sie* sehen – Sie selbst, nicht Ihre Kleider. Dann wird Ihre Umgebung Sie plötzlich klarer erkennen. Mehr noch, Sie werden sich selbst genauer erkennen. Die äußere Erscheinung kann Ihr Inneres zum Ausdruck bringen und widerspiegeln. Ihre Kleider können Sie selbst daran erinnern, wer Sie sind. »He, ich bin eine gebildete Frau! Ich bin intelligent, lebenserfahren, humorvoll.« Kleider unterstreichen, was Sie sagen.

Sie weilen seit über vier Jahrzehnten auf diesem Planeten. Sie sind alt genug, um herauszufinden, was zu Ihnen paßt und was nicht, und Sie sind alt genug zuzugeben, daß Sie das auch herausfinden *wollen*!

Sie wissen, was Ihnen gefällt und was Ihnen nicht gefällt. Sie haben gelernt, die richtigen Entscheidungen zu treffen und dafür geradezustehen. Sie wissen, was gut und richtig für Sie ist, und Sie bleiben auch dann bei einem Entschluß, wenn er unangenehme Folgen hat. Das haben Sie im Beruf bewiesen – als Sie sich erfolgreich für eine unpopuläre Neuerung stark machten, oder im Privatleben – als Sie die Finger von dem verheirateten

Mann ließen, obwohl er zum Sterben schön und unsterblich in Sie verliebt war.

Sie wissen in jeder Hinsicht gut für sich zu sorgen, Sie tun etwas für Ihr Aussehen, Sie pflegen Ihr inneres Gleichgewicht. Lassen Sie sich von mir zeigen, wie Sie auch in puncto Kleidung erkennen, was Ihnen guttut. Denn der bewußte Umgang mit Ihrem Outfit ist ein Lebenselixier, ein Fest der Sinnlichkeit und Kreativität, das Sie jeden Tag aufs neue feiern können.

Wenn man eine gutgekleidete Frau sieht, fragt man sich nicht, wieviel sie für ihre Schuhe bezahlt hat oder wie alt ihr Kleid ist. Man sieht sie an und ist fasziniert. Sie hat Ausstrahlung. Sie zieht unwillkürlich die Blicke auf sich.

Jedes einzelne Kleidungsstück, das sie
morgens angezogen hat,
jede Farbe, jeder Stoff, jedes Accessoire
fügt sich wie ein Puzzlestück in das
Mosaik ihrer **Ausstrahlung.**
Ausstrahlung kommt von innen,
und sie bringt durch ihre Kleidung
das Strahlen an die Oberfläche.

Das ist der Kern meiner Lektion: Ich möchte Ihnen beibringen, sich von innen nach außen zu kleiden. Ich bin davon überzeugt, daß Sie heute mehr über sich wissen als im zarten Alter von zwanzig Jahren und daß Sie aus Ihren Lebenserfahrungen einen unverwechselbaren, reichgemusterten Stoff gewoben haben. Mit Ihrer Kleidung können Sie diesen Reichtum ausdrücken. Das ist es doch, was das Leben lebenswert macht – sich selbst und andere besser kennen- und lieben zu lernen, die Liebe auszudrücken, und ***der Kreativität, die jeder im Herzen trägt, einen Weg nach draußen zu bahnen.***

Lassen Sie sich überraschen. Sobald Sie anfangen, sich bewußt zu kleiden, werden Sie plötzlich ein anderes Selbst in sich entdecken, ein frisches, neues, aufpoliertes, blitzblankes Selbst. Sie sind ein Superweib. Und Sie werden dieses Superweib mit eigenen Augen zu sehen bekommen, wenn Sie den ersten Schritt tun und einen genauen, unbestechlichen Blick erst in Ihren Kleiderschrank, dann in den Schlafzimmerspiegel werfen ... von innen nach außen.

Kleiden Sie den Körper, in dem Sie heute leben!

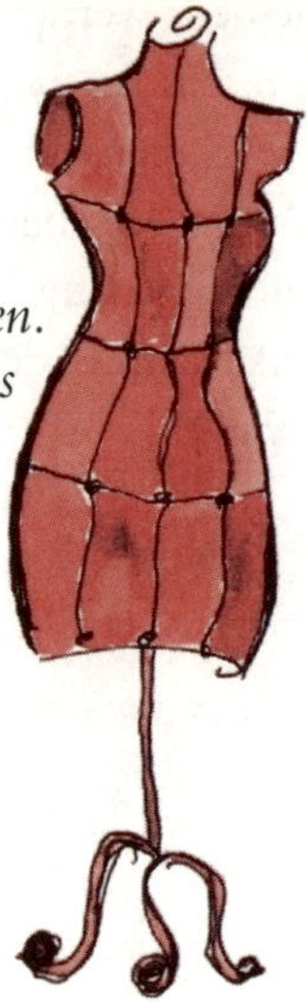

Man muß die Dinge nehmen, wie sie kommen. Ihnen mutig entgegenzutreten und sein Bestes zu geben, nur darauf kommt es an.

ELEANOR ROOSEVELT, IN: *THIS I BELIEVE,* HRSG. EDWARD P. MORGAN, 1953

JEDER MENSCH HAT EINEN KÖRPER. Vierzig lange Jahre hat Ihr Körper Phasen des Wachstums, der Veränderung, der Erneuerung durchgemacht. Seit dem Tag Ihrer Geburt hat er Ihnen ergeben gedient, tapfer und unermüdlich – er war immer für Sie da. Ehren Sie ihn mit einer kleinen Party, zeigen Sie ihm, daß Sie ihn so akzeptieren, wie er hier und heute ist. Betrachten Sie ihn ausgiebig im Spiegel, streicheln Sie jeden Zentimeter, den Sie erreichen können, und danken Sie ihm für seine Treue und Verläßlichkeit. Legen Sie einen Schwur ab, daß Sie ihn ab heute lieben werden, so wie er ist, und ihn stets mit den herrlichsten Kleidern verwöhnen werden.

Irgendwann mit Ende Dreißig schaut man in den Spiegel und hat plötzlich das Gefühl, man sähe die Arme seiner Großmutter. Das ist eine optische Täuschung. Es sind Ihre eigenen Arme. Seien Sie nett zu ihnen, und ziehen Sie sie hübsch an. Schließlich arbeiten sie für Sie. Und nehmen Sie am besten gleich die

Gelegenheit wahr, sich bei Ihrem Körper für all die Jahre zu entschuldigen, in denen Sie unfreundlich zu ihm waren und unablässig an ihm herumgenörgelt und ihn mit anderen verglichen haben.

Falls Sie allzu strenge Schönheitsmaßstäbe mit sich herumtragen, gönnen Sie sich eine kleine Zerstreuung. Gehen Sie mit einem Picknickkorb in den Park und beobachten Sie Leute. Sehen Sie sich um, studieren Sie die unzähligen Variationsmöglichkeiten der Natur. Größe, Figur, Gesicht – jeder sieht anders aus. Ihr Körper mit seinen speziellen Proportionen in Ihrer speziellen Größe ist nur eine von Milliarden möglicher Kombinationen. Ist es nicht fantastisch, wie verschieden wir alle sind? Und wäre die Welt nicht furchtbar langweilig und öde, wenn wir alle wie Cindy Crawford, Sophia Loren oder Marilyn Monroe aussehen würden? Die Vielfalt macht das Leben bunt und aufregend. Die Welt braucht Dicke und Dünne, Große und Kleine, Schwarze und Weiße.

Kleiden Sie den Körper, in dem Sie hier und heute leben. Verlangen Sie von Ihrem Körper nicht, so zu sein, wie er vor fünf Jahren war oder vor zehn Jahren oder wie die Frau, die Sie neulich in dem Hochglanzmagazin gesehen haben. Ihr Körper wünscht sich sehnlichst, in schöne Gewänder gehüllt zu werden, so wie er hier und heute ist. Nichts ist daran verkehrt. Worauf warten Sie noch? Sie stehen in voller Blüte. Verlieren Sie keine Zeit damit, sich ein hypothetisches Idealgewicht in den Kopf zu setzen und darauf zu warten, daß Sie in die entsprechende Kleidergröße passen. Fangen Sie noch heute an. Verwöhnen Sie sich mit Gewändern, die Ihrem Körper schmeicheln, so wie er ist. Gönnen Sie sich den Genuß, großartig auszusehen und sich großartig zu fühlen. Lassen Sie sich diese Freude nicht entgehen, sonst werden Sie irgendwann depressiv.

Machen Sie sich mit Ihrem Körper vertraut. Seien Sie neugierig. Bemühen Sie sich um Verständnis. Finden Sie heraus, wo Ihre Stärken liegen. Entscheiden Sie als erstes, worauf Sie den Akzent legen wollen. Mustern Sie sich von Kopf bis Fuß, machen Sie eine Inventur (aber bitte eine freundliche). Worauf möchten Sie die Aufmerksamkeit lenken? Wo sehen Sie Schwachstellen? Wo ist ein bißchen Geometrie nötig, um die Proportionen ins rechte Lot zu rücken? Notieren Sie alles auf ein Blatt Papier. Gesicht, Hals, Schultern, Arme, Hände, Rücken, Busen, Brustkorb, Taille, Bauch, Po, Oberschenkel, Beine, Füße. Die Mode bietet Ihnen unzählige Möglichkeiten, das Augenmerk auf diese oder jene Zone zu lenken. Unterstreichen Sie Ihre Vorzüge. Wollen Sie beispielsweise Ihre Augen betonen, tragen Sie Farben, die zu Ihrer Augenfarbe passen. Haben Sie kräftige Wangenknochen und ein markantes Kinn, wählen Sie Halsausschnitte mit klaren, strengen Linien. Ist ein schöner Hals Ihr Kapital, akzentuieren Sie ihn mit einem offenen Kragen oder einer hübschen Kette. Benutzen Sie Nagellack in einer kräftigen Farbe, um die Blicke auf Ihre Hände zu ziehen. Tragen Sie enganliegende Tops, um einen wohlgeformten Rücken zur Geltung zu bringen. Zeigen Sie Ihr schönes Dekolleté in einem rund ausgeschnittenen T-Shirt. Stecken Sie die Bluse in die Hose, um Ihren flachen Bauch zu präsentieren, tragen Sie einen Gürtel dazu, um die Taille zu betonen. Verpacken Sie schöne Beine in schmalgeschnittene Hosen, schlanke Arme in schlichte, langärmlige Blusen über ärmellosen Tops oder Ihre unwiderstehlichen Füße in zierliche Riemchensandalen. Es ist kinderleicht! Sie steuern die Aufmerksamkeit dorthin, wo Sie sie haben wollen, und Ihre Schwachstellen treten von selbst in den Hintergrund. Wenn Sie Ihren schönen Mund mit einer attraktiven Lippenstiftfarbe hervorheben, schrumpfen Ihre kräftigen Oberschenkel still und leise auf das richtige Maß.

Ignorieren Sie die Etiketten, auf denen die Konfektionsgröße steht. Achten Sie auf guten Sitz, denn was gut sitzt, sieht auch gut aus – Nummern auf Etiketten tragen nicht dazu bei. Ich habe einmal mit einer Kundin bei ein und derselben Shoppingtour Stücke in den Größen 36, 38, 40 und 42 gekauft. Sie saßen alle perfekt. Nummern sind bedeutungslos. Ihr Körper ist keine Zahl. Er ist eine Form. Und er will mit Kleidern umhüllt werden, die sitzen, alles andere ist ihm egal.

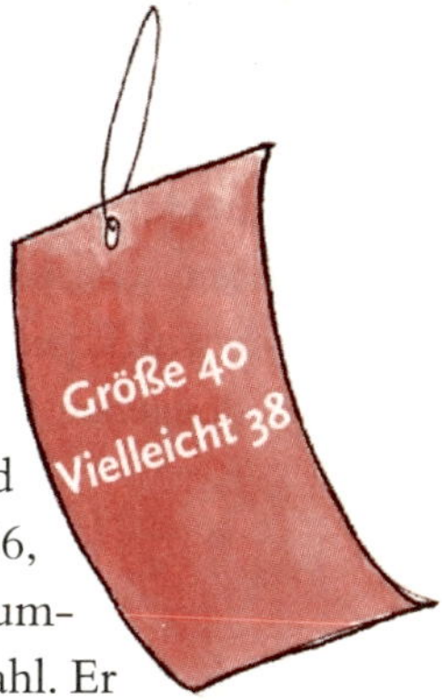

Wenn Sie in der Umkleidekabine etwas anprobieren, das nicht paßt, ist das Kleidungsstück schuld, nicht Ihr Körper. Es ist nicht auf Ihre Figur zugeschnitten. Früher kamen die Schneider ins Haus, nahmen Maß und fertigten für jeden Kunden das passende Einzelstück an. Heute versuchen die Hersteller von Konfektionsmode einen Mittelwert zu treffen, aber wenn Sie bei dem Picknick im Park die Augen aufgemacht haben, werden Sie sich vorstellen können, was für eine knifflige Aufgabe das sein muß. Ist das »Modell« eines Designers (sprich, der Schnitt eines Kleides) für einen schmalgebauten Körper entworfen, wird es bei einer Figur mit Rundungen merkwürdig aussehen. Umgekehrt gilt das gleiche. Daher kommt es, daß man bei der einen Marke immer eine Nummer größer nehmen muß und bei der anderen eine Nummer kleiner, wenn es vernünftig sitzen soll.

Geben Sie **nie** Ihrem Körper die Schuld, wenn etwas nicht richtig sitzt.

Probieren Sie etwas anderes an. Probieren Sie so lange, bis Sie etwas gefunden haben, in dem Ihr Körper glücklich und zufrieden ist. Suchen Sie sich außerdem einen guten Änderungsschneider. Diese Leute verstehen etwas von ihrem Metier und wissen, wo und wie man die Stiche setzen muß, damit ein Kleidungsstück perfekt sitzt. Mit weniger sollten Sie sich nicht zufriedengeben.

Skizzieren Sie Ihr Leben!

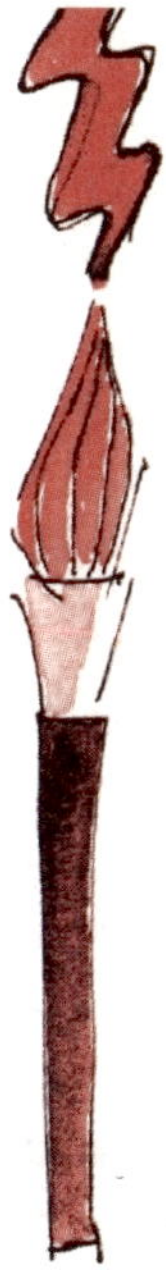

Wisse zuerst, wer du bist;
dann kleide dich danach.

EPIKTET: *REDEN*

BEVOR EINE ARCHITEKTIN EIN HAUS BAUT, studiert sie das Grundstück und seine Umgebung. Sie erforscht den Lebensstil ihres Kunden. Dann zeichnet sie einen ersten Entwurf, in den die Bedürfnisse und Vorstellungen der zukünftigen Bewohner einfließen. Das Haus soll alle Ansprüche erfüllen, daher stellt sie während der Planungsphase unendlich viele Fragen. Erst wenn alle Informationen eingeholt und berücksichtigt sind, werden Pläne gezeichnet, abgesegnet und der erste Spatenstich getan.

Um einen Kleiderschrank zu bekommen, der im Alltag reibungslos funktioniert und alle Ihre Ansprüche erfüllt, müssen Sie genauso vorgehen. Erst gilt es eine Menge Fragen zu beantworten und eine Skizze anzufertigen, die Ihren Lebensstil und Ihren Alltag wiedergibt. Dieses und die folgenden drei Kapitel sollen Ihnen helfen, diese Skizze zu zeichnen. Danach können Sie jederzeit vor Ihren Kleiderschrank oder in ein Modegeschäft treten und sich darauf verlassen, daß Sie das nötige Wissen über

Ihren Typ und Ihre Persönlichkeit parat haben, um mit sicherem Griff das richtige auszuwählen – und mit Ihrem Outfit umwerfende Erfolge zu erzielen!

Sie haben im Leben schon eine Menge gesehen und erlebt. Ich habe allen Respekt vor der langen Reise, die Sie dahin gebracht hat, wo Sie heute stehen. Aber jetzt müssen wir uns auf die Gegenwart konzentrieren. Schauen Sie in den Kalender. Mich interessiert, wer Sie heute sind – an diesem Tag, in diesem Monat, in diesem Jahr. Wenn Sie Ihr heutiges Leben in einem Kreisdiagramm darstellen müßten, wie viele und welche Sektoren kämen darin vor? Sind Sie Mutter, Geliebte, Freundin, Tante, Ehefrau, Schwester, Taufpatin? Pflegen Sie Ihre betagten Eltern, studieren Sie, forschen Sie, reisen Sie, treiben Sie Sport? Sind Sie Geschäftsfrau, Unternehmerin, Angestellte, Chefin? Haben Sie dem Angestelltenleben adieu gesagt und eine freiberufliche Tätigkeit in den eigenen vier Wänden aufgenommen? Kehren Sie nach einer längeren Pause wieder ins Berufsleben zurück? Sind Sie Schauspielerin, Malerin, Lehrerin, Ärztin, Krankenschwester? Leisten Sie ehrenamtliche Tätigkeiten? Wie viele und welche »Hüte« tragen Sie? Bevor wir zu Ihrer Garderobe kommen, möchte ich, daß Sie Ihren Alltag zu Papier bringen. Das wird Ihnen zu größerer Klarheit verhelfen. Führen Sie sich vor Augen, wie Ihr Leben im Augenblick aussieht, dann werden Sie weder Zeit noch Geld für die Anschaffung von Kleidern verschwenden, die zu einem früheren Leben gehören.

Rollen-/Aktivitätenliste: Nehmen Sie ein leeres Blatt Papier. Notieren Sie auf der linken Seite sämtliche Rollen, sämtliche »Hüte«, die Sie derzeit tragen. Machen Sie auf der rechten Seite eine Liste der Aktivitäten, die mit diesen Rollen verbunden sind. Wenn eine Ihrer Rollen beispielsweise »Malerin« ist, könnte der entsprechende Abschnitt so aussehen:

Rollen	*Aktivitäten*
Malerin	im Atelier malen
	potentiellen Kunden Arbeitsmappe präsentieren
	Museen und Galerien besuchen
	unter freiem Himmel skizzieren
	Treffen mit Galeristen

Wie Sie sehen, kann ein und dieselbe Rolle eine ganze Reihe verschiedener Outfits erfordern. Sie verbringen vielleicht den größten Teil Ihrer Zeit im Atelier, wo Sie immer die gleichen farbverschmierten Overalls tragen. Aber zur Vernissage holen Sie den seidenen Hosenanzug und die Pumps heraus.

Schreiben Sie haarklein alle Situationen Ihres Alltags auf. Was gibt es alles für Gelegenheiten, für die Sie sich anziehen? Führen Sie ein Interview mit sich selbst, tragen Sie die Informationen zusammen, die Sie für Ihre Skizze brauchen, damit Sie als Architektin Ihres Kleiderschranks alles, aber auch alles in einen atemberaubenden, preisverdächtigen Entwurf einarbeiten können – den Bauplan Ihrer Garderobe, die für jede Gelegenheit das perfekte Outfit für Sie bereithalten wird.

Anforderungen-/Wünsche-Liste: Behalten Sie Ihre Rollen und Aktivitäten im Kopf, wenn Sie jetzt zur nächsten Aufgabe kommen. Nehmen Sie ein neues Blatt Papier, und schreiben Sie in die erste Zeile nebeneinander die folgenden zwei Fragen:

Was sollen meine Kleider leisten?	*Was wünsche ich mir von meinen Kleidern?*
______________________	______________________
______________________	______________________
______________________	______________________
______________________	______________________
______________________	______________________
______________________	______________________

Lassen Sie keine Möglichkeit außer acht. Reißen Sie die Mauern in Ihrem Kopf ein, lassen Sie sich nicht von der »Vernunft« bremsen, die zu wissen meint, was man realistischerweise verlangen kann und was nicht. Schreiben Sie ohne nachzudenken alles auf, was Ihnen in den Sinn kommt. Würde es Ihnen gefallen, mit Ihren Outfits aufzufallen, einen bleibenden Eindruck zu hinterlassen, ein persönliches Ideal oder eine Utopie zum Ausdruck zu bringen? Verlangen Sie das Unmögliche! Stehen Sie in der Öffentlichkeit und möchten ein bestimmtes Image pflegen? Haben Sie im Privaten eine Seite, die Sie gern nach außen kehren und auch für andere sichtbar machen würden? Schreiben Sie alles auf, was Sie in Ihrem gegenwärtigen Leben von Kleidern verlangen und wünschen. Keine falsche Bescheidenheit!

Sally, vierundvierzig, verheiratet, berufstätige Mutter, gab folgende Antworten:

- Ich möchte mich in meinen Kleidern wohl fühlen, ich brauche bequeme Sachen.
- Ich will irgendwie darstellen, wer ich bin.
- Ich möchte interessant und unverwechselbar sein.
- Ich möchte zeigen, daß ich Geschmack habe und kultiviert bin; ich möchte schön aussehen.
- Ich will nicht ständig zur Reinigung laufen müssen.
- Ich will in den Spiegel schauen und sagen: »Ja, das bin ich! Ich sehe klasse aus!«
- Ich will meine verschiedenen Facetten zeigen, meine vielfältige Persönlichkeit.
- Ich will nicht aufgedonnert oder gekünstelt wirken.

Anna, einundvierzig, antwortete folgendes:

- Da ich kleine Kinder habe, brauche ich pflegeleichte Sachen, möchte aber trotzdem aussehen wie jemand, der alles im Griff hat.
- Als Frau eines Firmenchefs möchte ich mit meiner Kleidung Selbstbewußtsein und Eleganz ausdrücken, aber zugleich vertrauenerweckend, freundlich und zugänglich wirken.
- Bei meiner ehrenamtlichen Tätigkeit möchte ich nicht wie ein braves Hausmütterchen wirken, sondern wie eine erfolgreiche Berufstätige, die das nur nebenbei macht.
- Da ich mich beruflich gerade verändere, brauche ich Outfits, in denen ich aussehe wie jemand, der weiß, wo er hinwill, und den neuen Herausforderungen gewachsen ist – sie im Prinzip schon gemeistert hat.
- Bei einem Rendezvous möchte ich so aufregend aussehen, wie ich mich fühle – elegant, sensibel, romantisch, selbstbewußt, eine Frau zum Verlieben.

Kleider sind wie junge Hunde. Sie wollen ihr Frauchen um jeden Preis entzücken und ihm das Gefühl geben, der wunderbarste Mensch der Welt zu sein. Sie wollen Ihnen von morgens bis abends nur Freude machen. Und Sie brauchen nichts weiter zu tun als herauszufinden, womit Ihre Kleider Sie glücklich machen können. Ihre erste und wichtigste Aufgabe besteht also darin, sich darüber klarzuwerden, was Sie wirklich wollen – nur dann haben Ihre Wünsche eine Chance, in Erfüllung zu gehen. Holen Sie Ihre Träume aus dem stillen Kämmerlein, ziehen Sie Ihre geheimen Gedanken ans Tageslicht. Jetzt, auf der Stelle. Sie brauchen sie nur auf Papier zu bannen. Weiter nichts.

Nehmen Sie sich für diese Aufgabe einen ruhigen Moment. Schreiben Sie Ihre Antworten rasch und ohne langes Überlegen

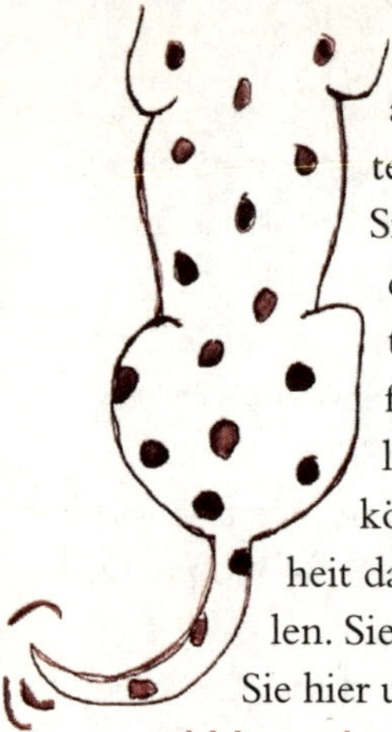

auf. Wiederholen Sie die Übung drei Tage später und dann noch einmal, so oft Sie wollen, bis Sie das Gefühl haben, daß die Liste komplett ist, daß alles, was aufgeschrieben und berücksichtigt werden wollte, seinen Weg aufs Papier gefunden hat. Dann lehnen Sie sich zurück, und lassen Sie das Geschriebene auf sich wirken. Es könnte sein, daß Sie sich zum ersten Mal Klarheit darüber verschafft haben, was Sie wirklich wollen. Sie haben sich umfassend darüber informiert, wer Sie hier und heute sind.

Wenn das kein Grund zum **Feiern** ist!

Sie sind auf dem besten Weg!

Zeit für ein paar Hausaufgaben

Es ist die Pflicht der Seele, den Sehnsüchten und Leidenschaften eine loyale, ergebene Dienerin zu sein.

REBECCA WEST, ZITIERT IN
GLIMPSES OF THE GREAT

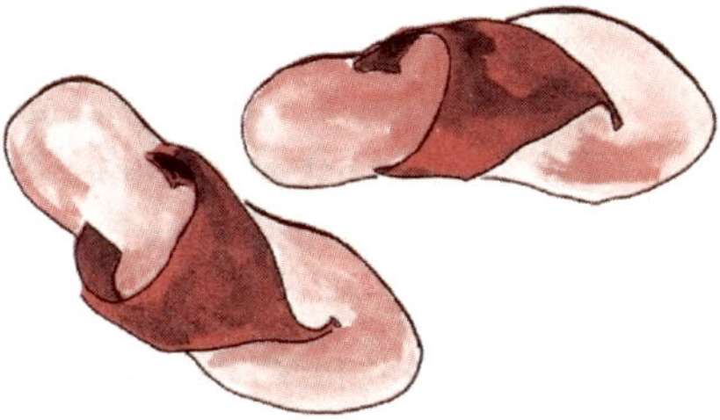

O.K., WIE WEIT SIND SIE MIT IHRER SKIZZE? Ich verlasse mich darauf, daß Sie bis jetzt noch keinen Fuß in ein Modehaus, Schuh- oder Lederwarengeschäft, in eine Dessousboutique, einen Juwelier- oder Accessoireladen gesetzt haben. Sie haben nicht auch nur einen Cent für Klamotten ausgegeben. Und ich will auch kein Gequengel von Ihnen hören: »Wann darf ich endlich shoppen gehen?« Wir sind noch immer dabei, zu klären, wer Sie sind und wohin Sie wollen, daher kommt Shoppen vorläufig nicht in Frage. Statt dessen hoffe ich, daß Sie nach wie vor jeden Morgen das gleiche anziehen, aber dabei ein neues Bewußtsein an den Tag legen. Sie denken an die Dinge, die Sie in Ihre Listen geschrieben haben, und werfen dabei einen prüfenden Blick in Ihren Schrank. Werden Ihre Kleider dem, was Sie von ihnen erwarten, gerecht? Lautet die Antwort: nein? Kein Problem! Dann wird Ihnen zumindest die Kluft zwischen dem Ist- und dem Soll-Zustand deutlich. Sie realisieren, daß Ihre Garderobe nicht zu den Rollen und Aktivitäten paßt, die Ihr gegenwärtiges Leben ausmachen, und daß Ihr Schrank mit Kleidern gefüllt ist, die vergangenen Zeiten angehören. Gut so.

Lassen Sie uns ein wenig in dieser Kluft verharren, denn hier stehen Ihnen noch alle Möglichkeiten offen. Sie können die Kluft nicht überwinden, solange Sie nicht wissen, von wo Sie losspringen und in welche Richtung Sie springen wollen. Ich möchte, daß Sie Ihren Start- ebenso wie Ihren Zielpunkt klar vor Augen haben, ehe Sie den Sprung ins Neue wagen. Nur dann werden Sie mit Genauigkeit sagen können, wann Sie Ihr Ziel erreicht haben. Stimmen Sie mir bis hierher zu? Gut. Dann sind Sie bereit für die nächste Aufgabe.

Loswerden-/Gewinnen-Liste: Nehmen Sie wieder ein neues Blatt Papier, und schreiben Sie links oben »Loswerden« hin und rechts oben »Gewinnen«.

Denken Sie jetzt an Ihre Kleider, an den Inhalt Ihres Kleiderschranks, an Ihre Art, sich zu kleiden, an Ihren Stil (oder Ihren Mangel an Stil) und überlegen Sie, womit Sie zufrieden bzw. unzufrieden sind. Hier können Vergleiche ausnahmsweise einmal hilfreich sein. Denken Sie an Ihre Freundinnen oder Schwestern. Gibt es Dinge, die Ihnen an diesen Frauen gefallen – einzelne Kleidungsstücke, ein Stil, ein bestimmter Zug an ihrer Garderobe, ihr Auftreten, was auch immer? Was gelingt diesen Frauen, das Sie auch gern können würden? Keine Bange, das hat nichts mit Neid oder Eifersucht zu tun, eher mit Anerkennung. Denn jetzt sind Sie objektiv. Sie sprechen sachlich und ohne Lamento darüber, was Sie loswerden und was Sie gewinnen wollen.

Es macht nichts, wenn Sie das Gefühl haben, mit Ihren Problemen längst verheiratet zu sein. Konstatieren Sie einfach die Fakten. Welche Dinge würden Sie im Hinblick auf das Thema Kleidung und Aussehen liebend gern loswerden? Und welche

Dinge würden Sie umgekehrt gern gewinnen? Zensieren Sie nichts, egal, wie weit hergeholt es Ihnen erscheint. Diese Übung hilft Ihnen herauszufinden, von wo Sie losspringen und wo Sie landen wollen, und erhöht damit Ihre Chancen, Ihr Ziel punktgenau zu erreichen. Die folgenden Beispiele sollen Ihnen helfen, einen Anfang zu finden:

Sally, achtundvierzig:

Loswerden	*Gewinnen*
• unsichtbar sein	• stark sein
• sich verstecken, zurückziehen	• Ausstrahlung haben, elegant und stolz sein
• nichts von meinen Sachen anziehen wollen	• alles anziehen können

Debra, zweiundvierzig:

Loswerden	*Gewinnen*
• konservativ aussehen	• ich selbst sein
• steif und förmlich wirken	• locker und kreativ sein
• einen Schrank voller Kleider haben, aber nichts anzuziehen	• Spaß am Auswählen und Kombinieren haben
• manchmal gut aussehen	• immer gut aussehen
• langweilig und müde aussehen	• lebendig und fröhlich aussehen
• das Elend mit den Accessoires	• Accessoires geschickt einsetzen

Kerry, fünfundvierzig:

Loswerden	*Gewinnen*
• zu viel Disziplin	• mehr Lockerheit
• schlicht und langweilig aussehen	• öfter mal was Ausgefallenes tragen
• die gleiche Hose in fünf verschiedenen Farben kaufen	• offen für Neues sein, es gibt mehr Lösungen, als ich denke

Ellen, fünfundvierzig:

Loswerden	*Gewinnen*
• Ratlosigkeit	• Spaß an Klamotten
• langweilig aussehen	• gewagt, raffiniert sein, Stil, Klasse
• »Na ja, so einigermaßen!«	• einen Raum betreten und spüren: »Ja! Volltreffer!«

Wenn man die Antworten anderer Frauen liest, merkt man sofort, wie verschieden wir alle sind. Sie erkennen sich vielleicht in der einen oder anderen wieder, aber Ihre Themen sind nicht die gleichen. Schreiben Sie Ihre persönlichen Themen auf! Es ist wichtig, daß Sie sie zu Papier bringen, damit Sie vom Ist- zum Soll-Zustand kommen können.

Diese Tricks sind alle nicht neu. Ich bin sicher, daß Sie meine Methoden in anderen Lebensbereichen schon kennengelernt haben – das Konstatieren des Ist-Zustands ist der Motor jeder Selbstveränderung. Sie entdecken, daß Sie sich ein Leben wünschen, in dem mehr Raum für Kreativität und Selbstverwirklichung ist (Gewinnen). Ihr gegenwärtiges Leben dreht sich nur um Ehe und Familie. Ihre persönlichen Bedürfnisse kommen zu kurz (Loswerden). Dazwischen liegt eine Kluft. Wenn Sie Ihre Konzentration auf das richten, was Sie erreichen wollen, tun sich auf einmal unzählige Möglichkeiten auf. Vielleicht wollen Sie noch mal ein Studium aufnehmen oder sich ein Atelier einrichten und feste Zeiten fürs Malen reservieren, oder Sie wollen an einem Workshop zur beruflichen Neuorientierung teilnehmen. Vielleicht wollen Sie sich sogar scheiden lassen, um in einer für Ihre persönliche Entwicklung förderlicheren Umgebung einen Neuanfang zu wagen.

Sie werden staunen, wie tiefgreifend die Veränderungen sind, die Sie plötzlich ins Auge fassen, sobald Ihnen wirklich klargeworden ist, was Sie in Ihrem Leben loswerden wollen. Auf einmal können Sie sich mit dem Status quo nicht mehr zufriedengeben, auf einmal haben Sie es satt, immer die gleichen Fehler zu wiederholen oder mit Ihrer Schönheit und Ihrer Ausstrahlung hinter dem Berg zu halten. Dann ist es höchste Zeit für eine Veränderung! Wenn Sie diese Übung machen, werden Sie erkennen, in welcher Richtung die Veränderung für Sie liegt. Und sobald Sie einmal klar und deutlich ausgesprochen haben, wie Ihre Zukunft aussehen soll, werden die kreativen Kräfte und die Weisheit des Lebens auf den Plan treten und Sie vorwärtstragen.

Liebe ist alles

Ich weiß nicht, was vernünftig ist,
ich weiß nur, was mir gefällt.

HENRY JAMES: *BILDNIS EINER DAME*

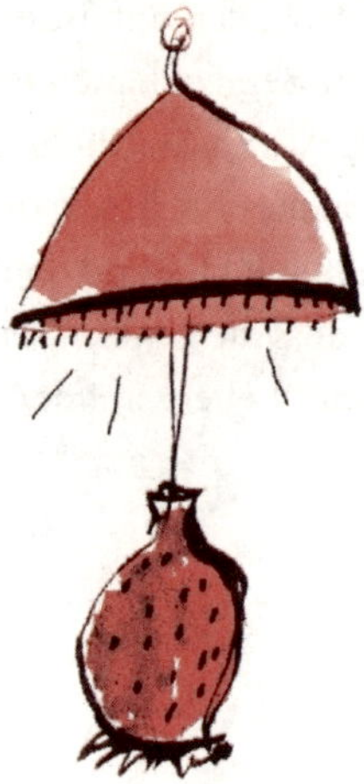

SIE HABEN EINEN GROSSEN, schlafenden Liebesvulkan in sich, der ausbrechen und Ihr Leben mit seiner Glut erfüllen möchte. Sein Feuer will sich in allem spiegeln, womit Sie sich umgeben, von Ihrer Kleidung über Ihre Wohnungseinrichtung bis zu den kleinsten Alltagsgegenständen. Was lieben Sie? Das weiß niemand außer Ihnen. Vielleicht haben Ihre engsten Freundinnen eine vage Vorstellung davon, aber die lassen wir zunächst außen vor. Ich möchte, daß Sie diese Forschungsarbeit selber in Angriff nehmen.

Ich weiß, was Ihnen jetzt durch den Kopf geht. Sie können genau sagen, wie Ihre Tochter Jennifer das Kartoffelgratin am liebsten ißt. Sie kennen den Blauton, der Ihren Freund Patrick in Entzücken versetzt. Sie wissen, welche Sockensorte Ihr Mann für lebensnotwendig hält – schwarz, Rautenmuster, knielang. Sie sind *die* Expertin, wenn es um die Vorlieben Ihrer Liebsten geht. Sie besitzen den Schlüssel zu ihren Genußzonen. Aber wie steht es mit Ihren eigenen Genußzonen? Ich wette, was Ihre eigenen Freuden angeht, halten Ihre Kenntnisse sich in Grenzen. Woher ich das weiß? Dafür ist keine Telepathie nötig. Sie sind eine Frau über Vierzig. Eine Frau über Vierzig weiß Bescheid, wie man andere glücklich macht. Wie sie sich selbst glücklich machen kann, ist ihr dagegen ein Rätsel.

Schieben Sie einen Moment lang alle anderen beiseite, und konzentrieren Sie sich nur auf sich selbst. Ich möchte, daß Sie sich auf Ihren inneren Kern besinnen und soviel wie möglich darüber in Erfahrung bringen, was bei Ihnen Glücksgefühle auslöst. Ihre nächste Aufgabe ist ein Intensivtraining im Liebescamp, ein Lernprogramm, bei dem Sie Befehle befolgen und sich in Liebe üben werden – in der Liebe zu sich selbst. Sie werden Liebe essen, Liebe trinken, Liebe atmen. Versuchen Sie gar nicht erst, sich um diesen Schritt zu drücken oder sich in das nächste Einkaufszentrum davonzustehlen, um bei ein bißchen Shopping Zerstreuung zu suchen. Soweit sind wir noch nicht! Ohne diesen Schritt kommen sie nirgendwohin. Es ist keine höhere Mathematik, aber ich möchte, daß Sie die Lektion so ernst nehmen, als wäre sie es. Der Schlüssel zu Ihrer Freude an allem, was mit Kleidung zu tun hat, liegt in der genauen Kenntnis dessen, was Sie lieben. Ich möchte einen topaktuellen Bericht. Sie lieben heute andere Dinge als vor zehn, fünfzehn oder zwanzig Jahren. Die Zeiten haben sich geändert und mit ihnen Ihr persönlicher Stil und Ihre Vorlieben. Ihr Geschmack hat sich weiterentwickelt, auch wenn Sie davon nichts gemerkt haben.

Wenn diese Aufgabe Unwillen oder Ungeduld bei Ihnen auslöst, überwinden Sie sich, und erledigen Sie sie trotzdem. Es geht um die Erforschung des faszinierenden Wesens, das Sie sind. Vermutlich sind Sie es bloß nicht gewöhnt, sich selbst in den Mittelpunkt zu rücken. Schließlich sind Sie eine Frau. Keine

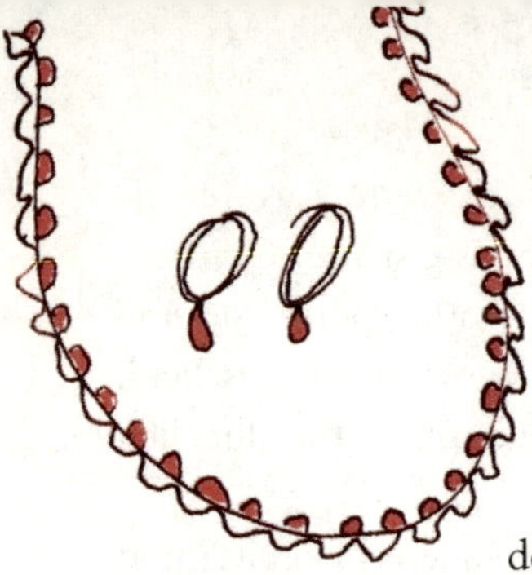

Bange. Das Unbehagen geht vorüber. Sie werden das Liebescamp überleben. Und jetzt los, an den Start.

So fangen Sie an: Machen Sie es sich mit einem Stapel Zeitschriften bequem. Bitte keine geliehenen Hefte – Sie werden die Zeitschriften auseinanderreißen. Es können Modezeitschriften oder Versandhauskataloge, Architektur-, Wohn- oder Gartenmagazine sein – kurz: alles, was Bilder hat. Nehmen Sie sich Stunden, Tage, Wochen, um den Stapel durchzublättern. Sehen Sie sich die Fotos an, achten Sie auch auf die Anzeigen, nicht nur auf den redaktionellen Teil, und reißen Sie alles heraus, was Ihnen irgendwie gefällt. Das könnte zum Beispiel eine bestimmte Farbkombination sein – Türkis, Rot und Hellgelb. Oder es könnte das fein abstufte Nuancenspiel einer einzigen Farbe sein – dunkle Grüntöne, die von sattem Moos bis zu mattem Oliv reichen. Vielleicht ist es die Abbildung eines Wohnzimmers, das ganz in Weiß gehalten ist und Sie wegen seiner ruhigen, stillen Atmosphäre anspricht. Reißen Sie das Foto heraus. Vielleicht ist es ein Schal, der auf eine eigenwillige Weise geschlungen ist, oder der Kontrast zwischen einem schlichten Kleid und zwei pompösen Armreifen. Vielleicht ist es die rauhe Oberfläche oder der seidige Schimmer eines Stoffes. Vielleicht ist es eine Stimmung, das flirrende Farbenspiel von Blütenmustern und Spitzen in einem viktorianisch eingerichteten Salon. Oder vielleicht ist es das kühle, sachliche, moderne Design einer Schmuckkollektion. Reißen Sie alles heraus, was Ihre Sinne stimuliert. Notieren Sie auf den herausgerissenen Seiten oder auf beigefügten Zetteln, was Ihnen jeweils ins Auge gesprungen ist. Manchmal war es vielleicht nur ein kleines Detail.

Unwichtig: Ignorieren Sie alle Preisangaben. Denken Sie daran, daß Sie diese Dinge nicht kaufen wollen. Wenn also neben dem Ring, der Sie in Entzücken versetzt, vierzehntausend Euro steht, überlesen Sie es.

Wichtig: Überblättern Sie nichts, nur weil Sie spontan denken: »Das kann ich sowieso nicht tragen.« Es geht hier nicht um Tragbarkeit, es geht um Geschmack. Um optische Stimulanzen.

Sobald Sie sämtliche Zeitschriften ausgeschlachtet haben, setzen Sie sich mit Ihrer Ausbeute hin und breiten Sie alles vor sich aus. In dieser Phase können Sie eine Freundin als Beobachterin und Assistentin hinzuziehen. Oder Sie laden gleich mehrere Freundinnen ein und assistieren sich gegenseitig. Jetzt sehen Sie sich jedes Bild an und fassen in Worte, was Ihnen darauf gefällt. Wenn eine Freundin dabei ist, bitten Sie sie, die Schlüsselbegriffe auf einem Notizblock festzuhalten. Nehmen Sie sich ein Bild nach dem anderen vor. Wenn Sie allein sind, notieren Sie die Stichwörter selber. Nach einer Weile fällt Ihnen vielleicht ein wiederkehrendes Thema auf. Legen Sie die Bilder nebeneinander, die zu dem Thema gehören. Es könnte zum Beispiel eine durchgängige Vorliebe für kräftige Farben oder fließende Stoffe sein oder für klares, ruhiges, klassisches Design. Oder Sie merken, daß Sie auf alles Kuriose, Exzentrische, Skurrile anspringen.

Seien Sie eine Detektivin. Untersuchen Sie die Beweisstücke, die vor Ihnen liegen. Stehen Sie auf romantische Details – Rüschen, Spitzen, Schleifen? Oder lieben Sie strenge, klare Linien? Mögen Sie bunte, grelle Farben oder eher weiche, gedämpfte Töne wie Sand, Eierschale, Trüffel, Terracotta? Lieben Sie schimmernde Oberflächen, gediegene Stoffe? Oder haben Sie Fotos ausgerissen, auf denen ein überbordendes, buntes Allerlei von Mustern und Materialien zu sehen ist?

Wenn Sie auch ein paar Wohnmagazine ausgeschlachtet haben, beschreiben Sie das jeweilige Ambiente, das Sie angesprochen hat. Eine Dreierserie von Räumen, die alle ganz in Weiß gehalten sind, deutet vielleicht auf eine Vorliebe für monochrome Outfits hin, von Kopf bis Fuß alles in einem Ton, zum Beispiel in Beige oder Creme. Tauchen auf Ihren Einrichtungsbildern immer wieder rustikale Landhausmotive auf, Räume mit viel Holz und gemütlichen Sitzecken, buntgemusterte Bezüge und flauschige Decken, könnte die Detektivin das Private, Häusliche aus den Szenen destillieren, den Grundton von Behaglichkeit und legerem Wohnstil. Ins Thema Kleidung übersetzt könnte das für eine Liebe zu bequemen, unkomplizierten Materialien sprechen – Jeans, Baumwollstrick, karierte Hemden und Jacken, Boots, große, weiche Umhängetaschen, Leder- und Wildlederjacken. Sprich: Sie sind keine Kandidatin für elegante, adrette Gabardinekostüme mit Seidenblusen und Lackschuhen.

Wenn Sie Bilder von hübschen Gärten ausgerissen haben, richten Sie auch hier Ihr Augenmerk auf die Atmosphäre. Sind es gepflegte, klassisch angelegte Gärten mit akkurat geschnittenen Hecken? Dann könnten Sie auch in Sachen Mode ein Fan klassischer Looks sein. Wem dagegen wildwüchsige, englische Gärten gefallen, der freut sich vielleicht an Ensembles, die aus völlig unterschiedlichen Teilen kombiniert sind, an einem unkonventionellen Miteinander verschiedener Stoffe und Muster.

Achten Sie auf die Wörter, die Sie beim Beschreiben Ihrer Bilder verwendet haben. Merken Sie, daß diese Wörter auch etwas über Sie aussagen? Es sind die Eigenschaften, aus denen sich die Rezeptur Ihres Stils zusammensetzt. Wenn Sie ein paar vorherrschende Themen hatten und daneben ein paar Fotos, die überhaupt nicht zu den anderen paßten, kann das Verschiedenes heißen. Vielleicht deuten achtzig Prozent Ihrer Bilder auf einen bestimmten, rela-

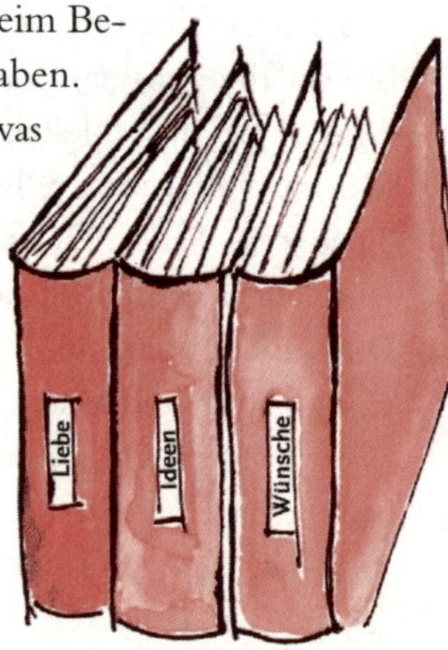

tiv einheitlichen Stil, aber dann gibt es da noch eine »Motorradbraut«, die hier und da ihr Recht verlangt – schwarze Lederhosen und Lederjacken, knallrote Lippen, klobige Stiefel. Die Rockerbraut ist ein Teil von Ihnen; wenn Sie mit den Ledersachen eindeutig sympathisieren, gehört diese Bilderserie zu Ihrem gegenwärtigen Selbst. Falls sie allerdings der Vergangenheit angehört, wird die ehrliche Antwort auf die Frage »Bin ich das – hier und heute?« ein klares Nein sein. Dann gehört die Serie in den Papierkorb. Wir suchen das Bild Ihres Selbst, das Ihre *heutigen* Wünsche, Vorlieben und Befindlichkeiten widerspiegelt.

Jetzt brauchen Sie einen Ordner, um Ihre Bildersammlung darin unterzubringen – nicht ein beliebiges, altes Ungetüm, sondern einen schönen Ordner, den Sie gern zur Hand nehmen. Wenn Sie zum ersten Mal auf die Suche nach Ihren persönlichen Bildern gegangen sind, hatten Sie vermutlich Angst, nicht genug zusammenzubekommen, und haben auch das eine oder andere aufgenommen, was Ihnen »einigermaßen« gefiel. Werfen Sie diese »einigermaßen«-Bilder jetzt weg. Behalten Sie nur solche, bei deren Anblick Ihnen die Knie weich werden, auch wenn nur fünf Fotos übrigbleiben. Manchmal kann schon ein einziges Bild die Eigenschaften auf den Punkt bringen, die auf Ihren persönlichen Stil und seinen Ausdruck verweisen. Nun heften Sie noch Ihre Notizen und die Liste mit den Schlüsselbegriffen dazu.

Diesen Ordner müssen Sie ab jetzt immer wieder ergänzen und verfeinern. Nehmen Sie ihn sich jede Saison von neuem vor. Heften Sie neue Bilder dazu, entfernen Sie überholte, bei denen Sie kein Herzklopfen mehr bekommen. Halten Sie Ihre Sammlung immer auf dem aktuellsten Stand. Sie ist ein wertvolles Nachschlagewerk, das Ihnen stets Auskunft darüber gibt, wer Sie sind und wohin Sie sich entwickelt haben. Und sie wird Sie dazu inspirieren, das zu realisieren, was Sie in den Bildern sehen.

Der Zweck dieser Übung war es, Ihnen vor Augen zu führen, welche Elemente Ihren persönlichen Geschmack charakterisieren, und zwar so, daß Sie es immer parat haben. Nutzen Sie diesen Katalog Ihrer Idealbilder.

Meine drei Lieblingsgegenstände: Diese Übung wird Ihnen noch ein paar mehr Wörter und Sätze entlocken, die Ihnen helfen, ein klares Bild Ihres ganz persönlichen Stils zu bekommen.

Wählen Sie drei Gegenstände aus, an denen aus irgendwelchen – womöglich undurchsichtigen – Gründen Ihr Herz hängt. Das können Nippes, Schmuckstücke, ein Kunstwerk oder eine simple Blumenvase sein. Sehen Sie sich ein Objekt nach dem anderen an und beschreiben Sie wieder, was Ihnen daran gefällt. Machen Sie sich auch hier Notizen, oder bitten Sie eine Freundin mitzuschreiben. Was hat der Gegenstand an sich, das Ihr Herz bewegt? Achten Sie darauf, welche Eigenschaften Sie an Ihren Lieblingsgegenständen hervorheben. Schreiben Sie alles auf. Sehen Sie sich die Worte an, die Sie benutzt haben. Gibt es von dem, was Sie aufgeschrieben haben, eine Verbindung zu Ihrer Garderobe?

Eine meiner Kundinnen schleppte einen kitschigen, knallbunten Teekessel an, in den sie vernarrt war. Sie liebte seine leuchtenden, satten Farben – ein flammendes Orange, Kirschrot, Petrol, Grasgrün und Gold. Es waren lauter Farben, die der rothaarigen Frau fantastisch standen – wir konnten die Farbpalette ihres Teekessels so, wie sie war, zum tragenden Element ihrer Garderobe machen. Bei Kim passierte das gleiche. Wir konnten ihre ganz persönliche Farbskala aus einem bunten Perserteppich ableiten, den sie heiß und innig liebte.

Sandy brachte ein breites Armband mit, das aus lauter alten Knöpfen gefertigt war. Was gefiel ihr daran? »Ich finde es spannend, wenn alte Dinge – die Knöpfe sind aus den Vierzigern oder Fünfzigern – in ein neues Design gebracht werden. Ich mag diesen Mix aus Antik und Zeitgeist.« Ausgefallener Schmuck wurde zu Sandys Markenzeichen. Teurer Goldschmuck paßt nicht zu ihr – sie würde damit lächerlich aussehen. Sie trägt gern moderne Stoffe, moderne Schnitte, aber stets kontrastiert mit altem Schmuck. Ihre Kleider sind topaktuell, aber die Accessoires stammen aus einer anderen Zeit. Erst diese Verbindung befriedigt ihren Sinn für Design, ihr persönliches Stilempfinden.

O. k., was haben Sie im Liebescamp über sich selbst gelernt? Zählen Sie drei Dinge auf, die für die Rezeptur Ihres persönlichen Stils unerläßlich sind. Sie haben aus dem Wust Ihrer Zeitungsausrisse ein paar persönliche Muster isoliert. Welche waren es? Halten Sie Ihre Ergebnisse fest, und machen Sie sich klar, daß das, was Sie aus dem Liebescamp mit nach Hause nehmen, anders ist als das, was Ihre Schwester oder Ihre beste Freundin mitnehmen würde. **Sonnen Sie sich in Ihrer Einmaligkeit.**

Bleiben Sie sich selber treu!

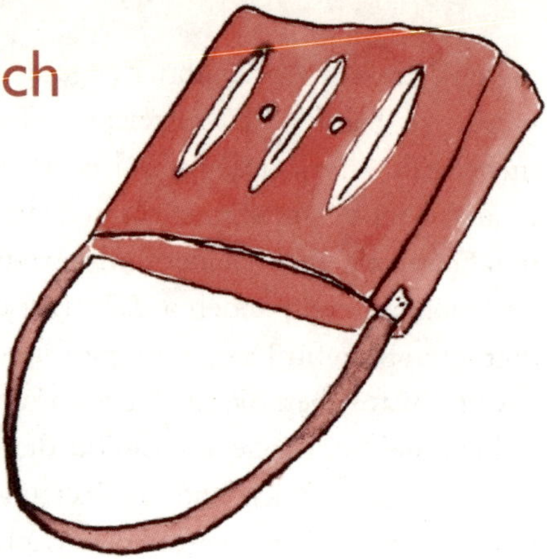

Klugheit ist es,
andere zu erkennen;
sich selbst zu erkennen,
ist wahre Weisheit.

LAO-TSE: *TAO-TE-CHING*

ES GIBT AUF DER WELT kein Vorbild, dem es nachzueifern lohnt, ausgenommen Sie selbst. Seien Sie hundertprozentig Sie selbst, in jedem Augenblick Ihres Lebens. Damit Ihnen das gelingt, müssen wir ein Interview führen – ein Interview mit *Ihnen*. Wir fangen mit dem Einfachsten an: was Sie mögen, was Sie nicht mögen, sprich, mit Ihren persönlichen Präferenzen.

Es ist wichtig, daß Sie bei dieser Übung innerlich mitgehen, auch wenn sie Ihnen auf den ersten Blick trivial erscheint. Sie können ihr mehr Pep geben, indem Sie die Unterscheidung nicht »Was ich mag/was ich nicht mag«, sondern »Was ich liebe/was ich hasse« nennen. Hier ist Leidenschaft gefragt, entschiedenes Pro oder Contra, Top oder Flop. Seien Sie rigoros wie ein Teenager. Schreiben Sie auf ein weißes Blatt oben links »Was ich mag/liebe« und oben rechts »Was ich nicht mag/hasse«.

Als meine ältere Tochter acht war, wurde sie einmal gefragt, ob sie gern Fischstäbchen esse. Sie antwortete: »Irgendwie mag ich sie, aber hauptsächlich hasse ich sie.« Seit sie ins Teenageralter gekommen ist, hat sich diese vornehme Zurückhaltung gelegt. Wenn Sie etwas »hauptsächlich« hassen, schreiben Sie es in die Haßspalte. Manchmal kommt man leichter darauf, was man mag, wenn man erst mal alles aufzählt, was man nicht mag. Und wenn Sie etwas nur »irgendwie« mögen, lassen Sie es fallen. Nehmen Sie etwas anderes, das Sie eindeutig klasse finden. Verbieten Sie sich jede Zurückhaltung und jedes Taktgefühl. Seien Sie knallhart und direkt.

Um welche Dinge geht es in dieser Übung? Ich möchte, daß Sie wahllos alles aufschreiben, was Ihnen zum Thema Kleidung in den Sinn kommt, egal ob Allgemeines oder Konkretes. Lassen Sie Ihren Assoziationen freien Lauf. Denken Sie an Mäntel, Hosen, Kostüme, Pullis, Accessoires, Farben, Materialien, Muster, Schnittdetails, Stoffqualitäten. Mögen Sie einfarbige Sachen, fließende Stoffe, figurbetonte Schnitte, sparsame Accessoires? Hassen Sie Karos, Blütenmuster, Rüschen, Epauletten, schwere Stoffe und alles Flauschige? Mögen Sie bequemen Freizeitlook, oder sind Sie mehr fürs Elegante? Haben Sie Freude an tollen Designeretiketten, oder lehnen Sie Markenfetischismus ab? Tragen Sie lieber hochgeschlossene Sachen, oder zeigen Sie gerne mal Haut? Kleiden Sie sich lieber zurückhaltend, oder fallen Sie gern auf? Wie steht es mit Ihren Vorlieben in Sachen Einrichtung, Urlaubsziele, Freizeitaktivitäten, Bücher, Kunst, Musik oder Essen? All das trägt zum Gesamtbild Ihrer Persönlichkeit, Ihres Stils bei. Sehen Sie sich in Ihren vier Wänden um. Wie sind Sie eingerichtet – gemütlich, behaglich, voll warmer Hölzer, Topf-

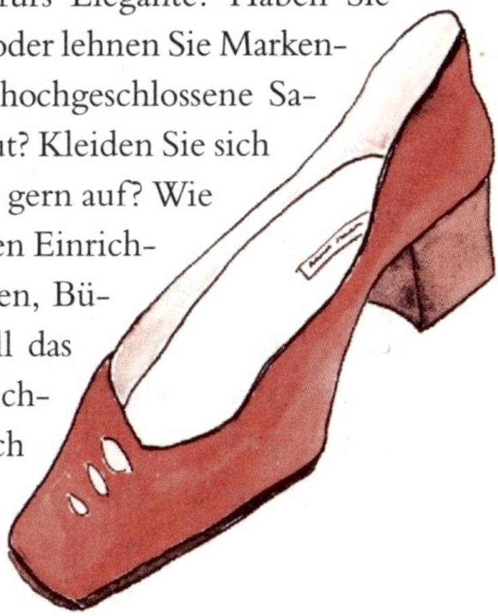

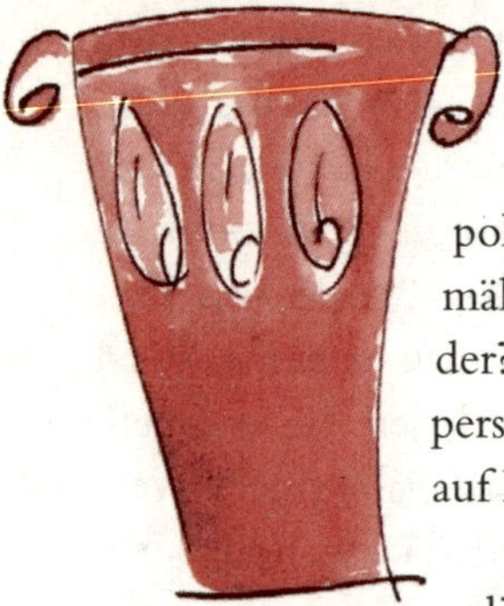

pflanzen, gemusterter Sofakissen? Oder sieht es eher elegant und gediegen bei Ihnen aus: Antiquitäten aus hochglanzpolierten Edelhölzern, Kristallvasen, Gemälde in Goldrahmen, ruhige Landschaftsbilder? Auch Ihre Einrichtung reflektiert Ihren persönlichen Stil und erlaubt Rückschlüsse auf Ihre modischen Vorlieben.

Erinnern Sie sich an die berühmte Frage, die Prominenten in Interviews zu ihrer eigenen Person immer gern gestellt wird? »Wenn Sie ein Baum sein könnten, was für ein Baum wären Sie gern?« Ich möchte, daß Sie in diesem Interview mit sich selbst eine ähnliche Frage beantworten, auch wenn Sie das vielleicht banal finden: Wenn Sie eine Blume sein könnten, welche Blume wären Sie gern? Was finden Sie an dieser Blume anziehend? Wären Sie gern ein Gänseblümchen, weil es so frisch, rein und unprätentiös ist? Wären Sie gern eine Rose – schön anzusehen, aber stachlig, wenn man ihr zu nah kommt? Oder wären Sie gern eine Bromelie – kräftig, schön und exotisch? Lachen Sie nicht, konzentrieren Sie sich auf die Aufgabe. Schreiben Sie alles auf, was Ihnen zu Ihrer Blume einfällt, und dann prüfen Sie, ob ein paar Wörter oder Sätze dabeisind, die Ihnen helfen, Ihren Stil zu identifizieren. Die Gänseblümchenliebhaberin könnte in den Attributen »frisch, rein und unprätentiös« eine Beschreibung ihres persönlichen Stils wiederfinden. Schauen Sie, ob Sie das eine oder andere Ihrer Attribute auch so einfach übertragen können.

Oft ist es einfacher, an jemand anderem Dinge zu erkennen als bei sich selbst. Deshalb empfehle ich Ihnen als nächsten Schritt, sich ein modisches Vorbild zu suchen. Überlegen Sie, ob Sie jemanden kennen, dessen Stil Sie bewundern – eine Freundin, eine Bekannte, meinetwegen auch eine Prominente, die Sie nur aus Zeitschriften kennen. Halten Sie sich nicht mit der Frage auf, ob diese Frau altersmäßig oder hinsichtlich ihrer Körpergröße oder ihrer Gesamterscheinung mit Ihnen vergleichbar ist. Darauf kommt es nicht an. Studieren Sie nur, was Ihnen an ihrem Stil gefällt. Indem Sie genau benennen, was diese Frau in Ihren Augen richtig macht, decken Sie ihre modische Grundhaltung auf, aus der Sie wiederum Anregungen für sich selber ziehen können.

Eines meiner Vorbilder ist eine zierliche, sechsundvierzigjährige Frau, die sich selbstbewußt über das ungeschriebene Gesetz hinwegsetzt, kleine Leute sollten sich nach Möglichkeit so kleiden, daß sie größer wirken. Sie hat einen eigenwilligen Kunstgeschmack, der sich in vielem mit ihrem Kleidungsstil deckt. Sie ist eine moderne, spontane und zugleich kultivierte Frau. Einmal sah ich sie in einem grobmaschigen weißen Pullover, zu dem sie einen schwarzen, in sich gemusterten Wollschal trug – auf den ersten Blick eine seltsame Mischung, da der Strukturkontrast den Farbkontrast noch erhöht –, aber bei ihr wirkte es spielerisch. Sie ist stets gut angezogen, und man kann sich darauf verlassen, jedesmal irgendein verblüffendes Detail zu entdecken – eine raffinierte Hochsteckfrisur, eine ihrer unzähligen Lesebrillen, mit denen sie witzige Akzente setzt, ein verrücktes Paar Schuhe zum maßgeschneiderten Hosenanzug. Während ich von ihr erzähle, fallen mir sofort Schlüsselworte auf, die mit mir zu tun haben, mit meinem eigenen Geschmacksideal – kultiviert, spontan, spielerisch, Aufmerksamkeit fürs Detail, jedes Outfit aus einem Guß. Ich kann die Eigenschaften, die ich an ihr bewundere, mühelos in meinen eigenen Stil integrieren.

Zur Zeit der Renaissance gingen angehende Künstler bei einem Meister in die Lehre. Sie studierten Komposition, Technik und Farbgebung, indem sie penibel seine Werke kopierten. Erst dann zogen sie los und machten sich selbst einen Namen.

Auch der große Michelangelo fing so an. Es wird Ihnen wertvolle Aufschlüsse für die Entwicklung Ihres eigenen Stils geben, genau zu studieren, was Ihnen bei anderen Frauen bewundernswert erscheint.

Je genauer Sie sich Ihre Vorlieben bewußt machen und je mehr Sie Ihre Vorlieben pflegen, desto unverwechselbarer wird sich Ihr persönlicher Stil herausbilden. Und das ist es, worauf ich hinauswill – ein hundertprozentiger Ausdruck Ihrer Persönlichkeit.

Hier ist ein Trick, mit dem Sie testen können, wie weit Sie sich diesem Ziel schon angenähert haben: **Machen Sie jeden Morgen folgenden Test:**

Schauen Sie in den Spiegel.
Wenn Sie Kleider tragen,
die Ihren Lebensstil und Ihre Persönlichkeit
widerspiegeln, werden Sie ganz entspannt
den Anblick genießen.

Wenn Sie dagegen etwas anhaben, das nicht zu Ihnen paßt, werden Sie sich fühlen, als wären Sie verkleidet, als trügen Sie die Kleider einer anderen Person.

Die Ehrlichkeit der Verpackung

Ich meine so etwas wie die Ehrlichkeit der Verpackung. Offen gesagt, siehst du nicht ganz wie du selber aus. Und wenn du mit dem Aussehen einer anderen Person durch die Welt läufst, kann es dir passieren, daß du im falschen Job landest, bei den falschen Freunden, wer weiß, was noch alles. Es kann sein, daß du in einem ganz anderen Leben landest.

MICHAEL CUNNINGHAM:
A HOME AT THE END OF THE WORLD

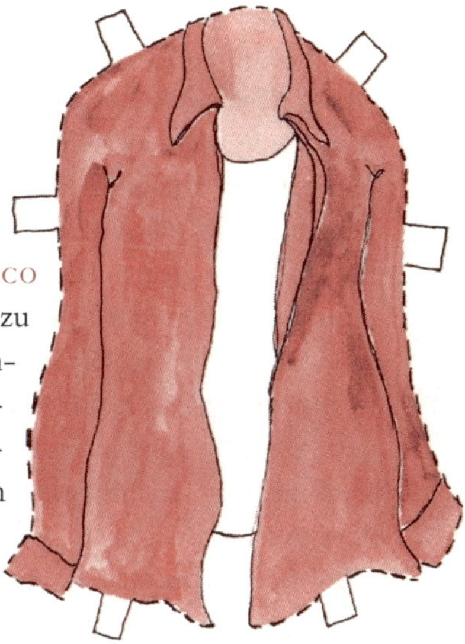

ICH WARTETE IN SAN FRANCISCO an einer Fußgängerampel und sah zu der hochgewachsenen Frau hinüber, die neben mir auf dem Gehsteig stand. Sie trug eine ungewöhnliche Handtasche unter dem Arm, aus graugrünem Lackleder. Ansonsten war sie von Kopf bis Fuß schwarz angezogen – edler Blazer, schmaler Mini, hochhackige Pumps. Irgend etwas an ihr faszinierte mich. Sie war in unserem Alter, und sie sah umwerfend aus. Was hatte diese Frau an sich? Während ich darauf wartete, daß die Ampel grün wurde, starrte ich sie ununterbrochen an. Da fiel es mir plötzlich auf: Ihre Handtasche hatte genau die gleiche undefinierbare Farbe wie ihre Augen, und zwar *exakt* die gleiche Farbe. Ihre Haare waren dunkelbraun, fast schwarz, mithin im gleichen Ton wie ihr Kostüm. Hätte sie eine türkise Handtasche zu einem korallenroten Kostüm getragen, wäre mein Blick vermutlich nicht an ihr hängengeblieben. Aber ich war eine geschlagene Minute wie hypnotisiert, weil sich in ihrer Kleidung die Farben spiegelten, die Mutter Natur ihr mitgegeben hatte.

Wenn Sie mit diesem Trick arbeiten, ziehen Sie zuverlässig die Blicke auf sich und werden einen nachhaltigen Eindruck hinterlassen. Stellt sich beim Anblick einer Frau das Gefühl ein, daß sie irgend etwas goldrichtig macht, entdeckt man bei näherem Hinsehen meist, daß es feine, verblüffende Übereinstimmungen zwischen ihrer Physiognomie und ihrem Outfit gibt.

Lassen Sie mich dazu ein paar Beispiele geben. Ich kannte eine Frau, deren Markenzeichen ein Paar dünne Kreolen waren, die sie fast immer trug und die ihr ausgezeichnet standen. Als ich ihr Gesicht einmal näher studierte, entdeckte ich, daß ihre Brauenlinie exakt die gleiche Breite hatte wie die Ohrringe.

Eine andere Frau trug als persönliches Markenzeichen gemusterte Schals, die sie sich um die rötlichblonden Haare flocht und die immer leicht verrutscht aussahen – genau wie ihre Gesichtszüge. Sie hatte ein schiefes Lächeln und ein leicht herabhängendes Auge, ihr Gesicht wirkte asymmetrisch. Indem sie mit Hilfe eines Accessoires dieses asymmetrische Element verdoppelte, stellte sie gewissermaßen das Gleichgewicht wieder her. Dazu kam noch, daß die Schnörkelmuster ihrer Schals die Locken ihrer Haare betonten. Das Ergebnis: Eine faszinierende Erscheinung.

Paloma Picasso warb vor einigen Jahren für ihre Schmuckkollektion. Die Anzeigen erschienen in allen Modemagazinen. Das Design ihrer Kollektion war gewagt, großflächig, dramatisch – genau der Look, den wir von ihr selbst kennen, mit ihrem pechschwarzen, glatten Haar und dem markanten, großflächigen Gesicht. Der Schmuck stimmte mit ihrem Aussehen überein. Hätte sie kleine Zuchtperlenketten und baumelnde Ohrgehänge präsentiert, hätte man sie wahrscheinlich ausgelacht.

Ich nehme an, Sie nutzen das Geheimnis der Übereinstimmungen instinktiv. Versuchen Sie doch einmal, es bewußt einzusetzen. Betrachten Sie sich im Spiegel, und überlegen Sie, welche Elemente Ihrer physischen Erscheinung Sie in Ihrer Kleidung aufgreifen und dadurch akzentuieren können. Hier sind ein paar Beispiele: Wenn Sie dickes Haar haben, tragen Sie Stoffe, die ebenfalls »dick« wirken. Sehr feine Stoffe würden bei Ihnen komisch aussehen, es sei denn, Sie plustern sie optisch auf, etwa indem Sie mehrere Schichten übereinander tragen. Oder Sie schlingen einen dünnen Seidenschal – vorausgesetzt, er ist lang und breit genug – mehrmals um den Hals, so daß er Volumen bekommt und »dick« erscheint. Bei einer Frau mit dünnem, kurzem Haar könnte der gleiche Schal erdrückend wirken. Sie würde instinktiv zu etwas Feinerem greifen.

Zu einer rötlichen Gesichtshaut – sei es der sommersprossige Teint einer Rothaarigen oder die gesunde Farbe einer Sportlerin, die viel im Freien ist, oder eine strapazierte Haut mit ersten Fältchen – passen Stoffe, die eine gesprenkelte oder rauhe Oberfläche haben, also etwa Tweed oder ein stark strukturiertes Material. Feine, kontrastarme Stoffe wie Kunstseide vertragen sich nicht mit rötlicher Haut.

Machen Sie es wie die Frau an der Fußgängerampel, tragen Sie Kleidung oder Accessoires in der Farbe Ihrer Augen. Was für eine Farbe ist es genau? Himmelblau oder Rauchblau, Jadegrün, Goldbraun? Jeder hat eine unverwechselbare Augenfarbe. Tragen Sie Pullover, T-Shirts, Blusen, Blazer, die exakt den gleichen Ton haben. Vielleicht bauen Sie sogar Ihre ganze Garderobe auf Ihrer Augenfarbe auf. Falls Haar-, Haut- und Augenfarbe bei Ihnen einen starken Kontrast bilden – beispielsweise schwarze

Haare, weiße Haut, dunkelbraune Augen –, können Sie auch in Ihrer Kleidung mit starken Kontrasten arbeiten, also etwa Schwarz und Weiß kombinieren. Haben Sie sich bereits eine persönliche Farbskala erstellen lassen? Wenn nicht, könnte die Entdeckung, wie Sie Ihre Augen-, Haut- oder Haarfarbe am besten zur Geltung bringen, Ihnen die Augen öffnen. Die richtigen Farben lassen Sie gesund und schön aussehen.

Mit Vierzig ändert sich nicht nur unsere Figur, sondern auch die Farbe unserer Haare und die Beschaffenhaut unserer Haut – die ersten Fältchen tauchen auf, graue Strähnen machen sich breit. Daher ist es von größter Wichtigkeit, daß Ihre Farbskala mit den Veränderungen Schritt hält. Freunden Sie sich mit den Neuerungen an – wer weiß, vielleicht entdecken Sie Ihre Liebe zu Grau- und Silbertönen, vielleicht entwickeln Sie ein Faible für das Spiel mit unterschiedlichen Materialien. Wie wäre es mit einer pechschwarzen Hose zu einer perlgrauen Seidenbluse, deren sanfter Schimmer jeden Anflug von Tristesse zerstreut? Nehmen Sie noch einen schiefergrauen Kaschmirschal dazu, und Sie schlagen aus dem neuen Ton in Ihrer Farbskala eine edle, persönliche Note. Nehmen Sie neue Muster und Materialien in Ihr Repertoire auf, und kreieren Sie Ihr neues »Overforty«-Image.

Wenn Sie sich an unser Motto halten und sich »von innen nach außen« kleiden, ist es wichtig, daß Sie in Ihrem Erscheinungsbild auch ein paar innere Qualitäten zum Ausdruck bringen, die sonst übersehen werden könnten. Stellen Sie sich die folgenden zwei Fragen: Was sticht jedem, der mich sieht, auf Anhieb ins Auge? Und: Welche Eigenschaften sieht man mir nicht sofort an, obwohl es mir lieb wäre, man könnte sie mir ansehen, ohne daß ich den Mund aufzumachen brauche? Sind Sie beispielsweise jemand, zu dem jeder mit seinen Sorgen kommt, während Sie lieber ein Image von Frechheit und Respektlosigkeit hätten? Dann sollten Sie es mal mit verspielten Accessoires versuchen, zum Beispiel mit einem Armband, das wie eine Weinrebe mit Trauben aussieht, oder einem Schal mit Fruchtmotiven. Tragen Sie Socken mit Zebramuster, ziehen Sie mehrere grelle Farben zusammen an, laufen Sie zwei Wochen lang in getupften Blusen herum. Kleiden Sie sich frech und respektlos.

Oder sind Sie ein Typ, den alle »niedlich« finden? Dann sollten Sie Ihr Image vielleicht zurechtrücken, indem Sie deutlich machen, daß Sie auch über einen beachtlichen IQ verfügen und nichts dagegen hätten, auch mal Ihrer Intelligenz wegen geschätzt zu werden. Befreien Sie Ihre Garderobe von allem Flitter. Signalisieren Sie mit Ihrer Kleidung Autorität – wählen Sie dunklere Farben, glattere Stoffe, lassen Sie alles Gemusterte weg. Kleider transportieren Botschaften, ob man es will oder nicht, also stellen Sie sicher, daß Ihre Kleider die richtigen Botschaften transportieren. Es gibt eine Reihe von zuverlässigen Codes, die ich Ihnen im folgenden verraten werde.

Die Sprache der Kleidung

Die Sprache der Farben: Marineblau, Grau, Schwarz – dunkle Farben allgemein – stehen für Autorität und Professionalität. Ihre Botschaft lautet: »Ich meine es ernst.« Helle, bunte Farben, vor allem, wenn sie kombiniert werden, stehen für Verspieltheit und Lockerheit. »Let's have fun!«

Die Sprache des Materials: Glatte, dichte Gewebe sagen: »Ich bin professionell, effektiv, zielorientiert.« Tweed, grobmaschiger Strick, stark strukturierte Stoffe oder auch ein Mix aus unterschiedlichen Materialien signalisieren Freundlichkeit, Umgänglichkeit, Häuslichkeit.

Muster sagen alles: Ungemusterte oder dezent gemusterte Textilien sind seriöser, respekteinflößender. Bunte, wilde Muster (denken Sie an Hawaiihemden) stehen für Fun, Fun und noch mal Fun. Kleine Blümchen sagen: »Ich bin niedlich«.

Die Sprache der Streifen: Vertikale, gerade Streifen sind streng, konservativ, seriös – denken Sie an die Nadelstreifenanzüge der Banker. Waagrecht verlaufende, gebogene oder unregelmäßige Streifen sind verspielter, informeller.

Die Sprache des Schmucks: Am elegantesten ist hochglänzend poliertes Gold, dann kommt poliertes Silber, dann folgen matte und gefärbte Metalle. Am Ende der Skala steht Modeschmuck, der aus Holz, Papier, Stoff oder anderen Materialien gefertigt sein darf und eher als spielerisches Beiwerk betrachtet wird, nicht so sehr als Schmuck.

Wie Sie von Ihrer Umgebung wahrgenommen werden, hängt entscheidend vom Gesamtbild ab, das Sie mit Ihrer Komposition aus Farben, Materialien, Mustern, Schnitten und Accessoires geschaffen haben. Das Spiel mit diesen Elementen ist vergleichbar mit dem Austüfteln neuer Kochrezepte. Legen Sie sich die geeigneten Zutaten zurecht, je nachdem, was Sie vorhaben. Für eine Situation, in der Sie Ihre Professionalität herauskehren wollen, werden Sie andere Zutaten brauchen als für eine Gelegenheit, bei der Sie Ihre spontane, verspielte Seite zeigen wollen, um neue Freunde zu gewinnen. Durch Ihr Outfit können Sie sich selbst und Ihrem Publikum exakt die gewünschten Signale vermitteln. Was tun Sie also, wenn Sie in einem Kreativjob zugleich seriös und spontan wirken wollen? Ziehen Sie zum dunkelblauen Kostüm ein Hawaiihemd an. Lassen Sie Ihrer Fantasie freien Lauf. Hauptsache, Sie zeigen, wer Sie sind und was Sie wollen – bewußt und deutlich.

Gute Kleider sind wie gutes Essen

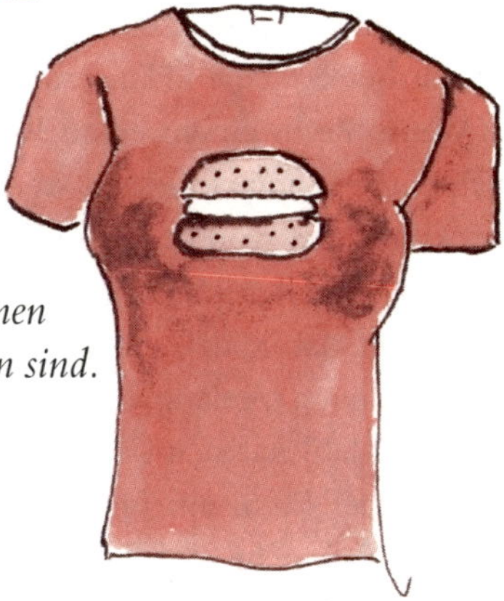

Ich bin schon immer dem Grundsatz gefolgt, daß die kleinen Dinge bei weitem die wichtigsten sind.

SHERLOCK HOLMES, ZITIERT IN *A GENTLEMAN'S WARDROBE: CLASSIC CLOTHES AND THE MODERN MAN* VON PAUL KEERS

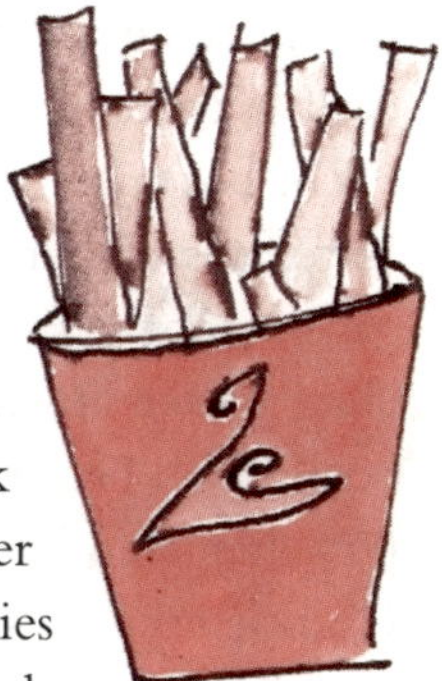

SIND SIE EIN FAST-FOOD-JUNKIE? Nehmen Sie das Mittagessen im Auto zu sich und das Abendessen im Stehen vor dem Kühlschrank in Ihrer Küche? Ist Ihnen egal, was Sie essen, Hauptsache, es macht satt?

Es gibt diesen Typ Mensch auch in Sachen Kleidung. Der Kleiderjunkie ist im Hinblick auf seine Garderobe genauso nachlässig wie der Fast-food-Junkie beim Essen. Kleiderjunkies sind oft Leute, bei denen andere ihren Kram abladen. Der Kleiderjunkie trägt auf, was seine Schwestern, Freundinnen oder Cousinen beiseite legen, wenn sie den Kleiderschrank ausmisten. Die Schenkenden werden dabei nicht nur ihre Fehlkäufe los, sondern tun auch noch etwas für ihr gutes Gewissen. Die Empfängerin dagegen wirkt in den Wohltätigkeitsklamotten wie ein Waisenkind oder wie – um beim Bild des Essens zu bleiben – erkaltete Essensreste: kein appetitlicher Anblick! Wie sieht es in Ihrem Kleiderschrank aus? Könnte als Motto »Hauptsache angezogen« darüber stehen? Mal ganz ehrlich, haben Sie einen Hang zum Kleiderjunkie?

Wenn Sie in einem edlen Restaurant speisen, ist in die Gerichte, die Ihnen vorgesetzt werden, viel Mühe und Sorgfalt gesteckt worden, von der Auswahl hochwertiger Zutaten bis zum appetitlichen Anrichten. Diese Mühe ist den Speisen anzusehen und sorgt dafür, daß einem der Genuß in Erinnerung bleibt. Man hat noch tagelang, manchmal monatelang etwas davon. Das leckere Mahl hat sich abrufbar ins Gedächtnis geprägt wie ein spannender Film, ein überwältigender Strand oder eine grandiose Liebesnacht.

Mit einem schönen Outfit ist es genauso. Denken Sie mal zurück; an welche Aufmachung können Sie sich noch erinnern? Vielleicht ist es das Sommerkleid, das Sie anhatten, als Sie Ihrem Mann zum ersten Mal begegneten. Vielleicht ist es das Kostüm, das Sie trugen, als Sie im College das Abschlußzeugnis überreicht bekamen. Ich kann mich zum Beispiel an einen Hosenanzug aus einem fließenden Stoff erinnern, den ich auf einer ganz besonderen Party anhatte, mit einer blaugrünen Jacke und einer weiten Hose. Dazu trug ich süße Mules und einen langen, bedruckten Fransenschal aus Satin, den ich um Hals und Schultern drapieren konnte, wie ich wollte – er sah einfach toll aus. Christie erinnert sich an das Ensemble, das sie auf der Hochzeit ihres Sohnes anhatte, von Kopf bis Fuß in weichen Goldtönen – ein breitkrempiger Hut, ein schlichtes seidenes Etuikleid, eine goldglänzende Jacke und einfache, goldfarbene Pumps. Sie war eine Augenweide in Gold, vom schimmernden Mattgold des Seidenkleids bis zu dem glänzenden Gold ihrer Jacke.

Was ist Ihnen an Ihrem Outfit im Gedächtnis geblieben, was war der Kick daran? War es die Präsentation – das gelungene Zusammenspiel von Kleidung und Accessoires? Oder war es die erlesene Qualität – ein sündhaft teures Kleid, das Sie sich als einmaligen Luxus geleistet haben, so wie man sich zu einem besonderen Anlaß den Besuch in einem Spitzenrestaurant leistet?

Wenn Sie ein Outfit kreieren wollen, das Ihnen und anderen im Gedächtnis bleibt, **konzentrieren Sie sich auf die Qualität der Zutaten.**

Erlesene Zutaten machen aus einem Salat eine Sensation. Welke Salatblätter oder vertrockneter Rettich verderben einem den Appetit. Ausgefallene Zutaten machen ihn aufregend und exotisch – eine Sternfrucht als Garnitur, ein Fächer aus dünngehobelter Weißer Bete am Tellerrand, gelbe statt grüne Paprika. Mit welchen Zutaten können Sie Ihr Outfit aufpeppen, um den Anblick zu einem Genuß zu machen? Vielleicht haben Sie eine Bernsteinkette aus Omas Zeiten, mit herzförmigen Steinen, die einladend glitzern – sie könnte Ihr Ensemble zum Hit machen. Schaffen Sie sich einen Vorrat an appetitlichen Accessoires an, mit denen Sie Ihre Kleider garnieren können. Es kann Schmuck sein, den Sie von Reisen mitgebracht haben, Erbstücke, handgefertigte Schals vom Kunstgewerbemarkt. Halten Sie nach ausgefallenen Accessoires Ausschau, denn sie geben einem Outfit Originalität und sind Merkzettel fürs Gedächtnis.

Gute Stoffqualität ist ein Genuß. Gute Stoffe sind nicht nur schön anzuschauen, sondern auch herrlich zu tragen. Die Weichheit eines Kaschmirpullovers, die angenehme Leichtigkeit eines Kleids aus Tropenwolle, die kühle Kehrseite eines Wendeschals aus Samt und Kunstseide, eine geschmeidige Lederjacke – all das sind Köstlichkeiten. Kleiden Sie sich in Stoffe, die sich gut anfühlen.

Kreative Präsentation erfreut das Auge. Eine Umhängetasche aus butterblumengelbem Leder zum taupefarbenen Kostüm – solche Farbeffekte können das i-Tüpfelchen sein, wie das

Blumengesteck auf einer festlich gedeckten Tafel. Ein Nagellack, auf das mattschimmernde Savannenbeige einer Lederjacke abgestimmt – und schon ist ein farblicher Wohlklang da. Mutig, aber bedachtsam gewählte Details sind das Geheimnis eines Outfits, das ins Auge springt und sich einprägt.

Wenn Sie Ihr Outfit zusammengestellt und mit dem letzten Schliff versehen haben, laufen Sie nicht einfach aus der Tür. Nehmen Sie eine Kostprobe, betrachten Sie sich ausgiebig im Spiegel. Sie können an einem Tag so viele Outfits tragen wie Sie Mahlzeiten zu sich nehmen. Jeder Tag ist anders, also lassen Sie die Kreation, die Sie heute geschaffen haben, auf sich wirken. Genießen Sie den Anblick. Er ist Balsam für die Seele.

Waren Sie schon einmal in einem Restaurant, in dem die Speisekarte mit Gerichten aus aller Herren Ländern aufwartete? Griechische Vorspeisen, jugoslawische Grillteller, Sushi in allen Varianten und unter den Beilagen Kartoffelpüree und Bratensoße? Mich machen solche »internationalen« Küchen mißtrauisch. Ich habe mehr Vertrauen zu Restaurants, die sich auf eine Küche spezialisieren.

Mit Kleidern und Accessoires ist es ähnlich. Vielleicht bietet die Speisekarte Ihres Kleiderschranks von allem etwas – einen sexy Hosenanzug, ein Paradiesvogelkleid, ein paar konventionelle Kostüme, romantische Blusen und natürlich auch allerhand Sportliches und Natürliches. Versuchen Sie nicht, alles auf einmal zu sein. Entscheiden Sie sich für eine »Geschmacksrichtung«, dann können Sie leichter Outfits kreieren, die aus einem Guß sind.

Machen Sie Inventur!

Wo ist der Mann, der ein Frauenherz so zum Schmelzen brächte wie ein Kleid aus Satin?

DOROTHY PARKER: »DAS SATINKLEID«

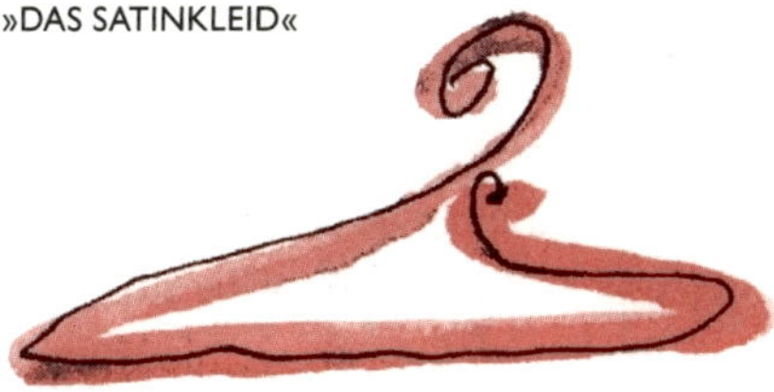

EINE INVENTUR MACHEN hat viel Ähnlichkeit mit dem Aufstellen eines Küchenplans und einer durchdachten Einkaufsliste. Je genauer Sie wissen, was Sie brauchen, desto größer sind Ihre Chancen, mit den richtigen Einkäufen nach Hause zu kommen. Ich gebe es ungern zu, aber in meinem Haushalt passiert es regelmäßig, daß wir fünf Tüten voller Lebensmittel vom Auto ins Haus schleppen, alles verstauen und uns dann ratlos anschauen, weil sich herausstellt, daß wir nichts haben, um ein Abendessen auf den Tisch zu zaubern. Da wir vorher keine Inventur gemacht haben, wußten wir auch nichts von den vier Ein-Liter-Flaschen Ketchup, den drei ungeöffneten Salbeidöschen und den zwei Flaschen Olivenöl, die bereits im Schrank stehen – sprich, wir haben mal wieder lauter Dinge gekauft, die wir gar nicht brauchten. Ich komme mir jedesmal wie ein Idiot vor und habe eine Stunde lang schlechte Laune, wenn ich gerade unnötig einen Haufen Geld ausgegeben habe.

Das gleiche gilt für Kleider – nur daß Fehlkäufe hier kostspieliger sind als bei Lebensmitteln, was die Zerknirschung größer und nachhaltiger macht. Lassen sie uns also Vorkehrungen treffen, damit das Ihnen nicht passiert. Wenn Sie eine Inventur Ihres Kleiderschranks machen, werden Sie feststellen, wo Ihre Garderobe Lücken aufweist, und können sich überlegen, wie Sie diese Lücken füllen wollen. Das ist vernünftige Kleiderschrankplanung.

Nehmen Sie sich einen halben Tag Zeit, um Ihren Schrank so gründlich auszuschnüffeln wie ein Detektiv. Ich habe ein paar Tricks für Sie, wie Sie den Lücken in Ihrer Garderobe auf die Spur kommen. Probieren Sie es aus. Die Informationen, die Sie dabei ans Tageslicht befördern, werden Ihnen beim Aufbau einer erfolgreichen Garderobe unschätzbare Dienste leisten.

Falls Sie einen tragbaren Kleiderständer haben, stellen Sie ihn neben Ihrem Schrank auf. Dann holen Sie jedes einzelne Stück heraus ans Licht und hängen es auf den Ständer. Sobald Ihre Kleider offen im Schlafzimmer hängen, werden Sie sie mit anderen Augen sehen. Es ist der gleiche Effekt wie beim Kühlschrankputzen – wenn Sie alles herausholen, gewinnen Sie einen besseren Überblick über Ihre Vorräte. Sollten Sie keinen solchen Kleiderständer haben, breiten Sie die Sachen auf dem Bett aus.

Erster Trick: Zählen Sie durch, wie viele Kostüme, Röcke, Blusen, Hosen und Jacken Sie besitzen. Schreiben Sie jede Kleidersorte und die Zahl der Stücke, die Sie davon haben, auf. Es ist aufschlußreich, zu merken, was bei Ihnen die Ketchupflaschen sind, die Sie von jedem Einkaufstrip mitbringen. Manche Frauen sind Expertinnen im Blusenkaufen und brauchen Jahre, bis Ihnen auffällt, daß sie Dutzende von Blusen, aber nur zwei Hosen haben. Andere kaufen ständig Hosen, aber so gut wie nie Pullover, Blusen, T-Shirts oder Jacken. Es scheint ein besonderer Kick zu sein, nur für den halben Körper einzukaufen – von der

Taille aufwärts oder abwärts. Manche Frauen haben eine reichhaltige Sommergarderobe, wissen aber nicht, wie sie durch den Winter kommen sollen. Finden Sie heraus, wo Ihre Schwachstellen liegen, damit Sie einen Schlachtplan für eine ausgewogene Garderobe aufstellen können. Vielleicht müssen Sie Ihrer Leidenschaft für Pullover die Zügel anlegen und eine Weile nur nach Hosen Ausschau halten, damit das Gejammer aufhört, Sie hätten nichts anzuziehen.

Zweiter Trick. Machen Sie sich daran, Outfits zusammenzustellen, komplette Outfits, einschließlich Schuhen, Strümpfen und Hut. Probieren Sie sie an, und mustern Sie sich in einem Ganzkörperspiegel. Notieren Sie diese Kombinationen in einem Heftchen oder auf Karteikarten. Wenn Sie feststellen, daß Ihnen zu einem bestimmten Outfit eine entscheidende Zutat fehlt, schreiben Sie das fehlende Teil und die Kombination, die es komplettieren soll, auf eine Einkaufsliste. Zum Beispiel:

- Granatkette für pflaumenblaues Kostüm
- schwarze Stiefel mit schmalem Schaft für schwarze Hose und roten Pulli
- olivgrüner, geradegeschnittener Rock für lange Tapisseriejacke
- hautfarbene Strumpfhose für braunkariertes Kostüm
- brauner Gürtel, fünf Zentimeter breit, für Jeans

Indem Sie Outfits komplettieren, zu denen Ihnen nur ein letztes Puzzlestück fehlt, werden Sie Ihre Garderobe verdreifachen. Stellen Sie es sich wie ein Kochrezept vor. Sie haben Zucker, Mehl und Butter im Haus, aber Ihnen fehlen die Vanillestange und die Schokolade. Ohne diese beiden Zutaten kommen Sie nie zu Ihrem leckeren Schokoladenkuchen.

Während Sie Ihren Schrank inspizieren, legen Sie auch ein besonderes Augenmerk auf Stücke, die Sie ständig anziehen – das elfenbeinfarbene Seiden-T-Shirt, die schwarzen Halbschuhe, die Bodys. Machen Sie sich bewußt, daß das die Stücke sind, die Ihre Garderobe zusammenhalten. Wenn eines davon morgen das Zeitliche segnet, können Sie übermorgen nicht angezogen aus dem Haus gehen. Schreiben Sie sie auf Ihre Einkaufsliste, damit Sie im Notfall Ersatz auf Lager haben.

Vielleicht kommen meine Tricks Ihnen ein bißchen trivial vor. Dann lassen Sie mich eine Geschichte erzählen. Vor Jahren habe ich einmal ein paar Tage in einer Bed-and-Breakfast-Pension verbracht. Beim Frühstück kam ich mit einem anderen Gast ins Gespräch, einer deutschen Universitätsprofessorin, die wissen wollte, was ich beruflich mache. Sie war gleich ganz angetan und erzählte mir von einem Experiment, das sie vor kurzem angestellt hatte. Sie liebte Kleider, hatte aber nie das Gefühl, rundum gut angezogen zu sein. Deshalb stellte sie sich eines Tages die Aufgabe, ein komplettes Outfit zusammenzustellen, mit allem Drum und Dran. Es fiel ihr nicht ganz leicht, aber sie hielt durch, bis sie alles beisammen hatte, einschließlich des richtigen Mantels und der passenden Handtasche. Anschließend ließ sie den ganzen Vorgang noch einmal Revue passieren und analysierte ihn. Er verlangte, daß man sich selber wichtig genug nahm, um die Aktion überhaupt in Angriff zu nehmen, und daß man sich hinterher freute, das Gewünschte erreicht zu haben – das Gefühl, gut angezogen zu sein, sich in seiner Aufmachung wohl zu fühlen und mit diesem Wohlgefühl ausgestattet in die Welt hinauszutreten. Ich erzähle Ihnen die Geschichte, um Sie vorzuwarnen, daß auch Sie ein kleines Wunder erleben könnten. Wir alle kennen den himmelweiten Unterschied zwischen einer Mahlzeit, die man sich an der Imbißbude geholt hat und vom Pappteller vor dem Fernseher verzehrt, und einem Festmahl, das mit Liebe zubereitet worden ist und das man an einer sorgfältig gedeckten Tafel mit Stoffservietten, edlem Porzellan und Silberbesteck genießt. Es handelt sich in beiden Fällen um Nahrungsaufnahme, aber in letzterem Fall erhält nicht nur der Leib Nahrung, sondern auch die Seele. Von Kopf bis Fuß toll angezogen zu sein, bis ins letzte kleine Detail, nährt ebenso den ganzen Menschen – Körper, Geist und Seele.

Wenn Sie den Supermarkt mit einer Einkaufsliste betreten, haben Sie Ihren Einkauf im Nu und ohne Streß erledigt. Wenn Sie ein Modegeschäft mit einer Einkaufsliste betreten, die auf einer Inventur Ihres Kleiderschranks beruht und die fehlenden Zutaten für die halbgaren Outfits in Ihrem Schrank genau auflistet, schlagen Sie zwei Fliegen mit einer Klappe. Erstens können Sie, da Sie genau wissen, was Sie brauchen, durch einen Dschungel verlockender Angebote gehen, ohne sich auch nur einen Augenblick bei schönen, aber nutzlosen Dingen aufzuhalten, und zweitens werden Ihnen die Dinge, die Sie brauchen, praktisch von den Regalen entgegenspringen. Es ist spielend leicht!

Wenn Sie gezielt das einkaufen, was
Ihnen fehlt, sind Sie nur noch Stunden
von einer funktionierenden Garderobe entfernt.
Wenn Sie sich ablenken lassen
und Dinge nach Hause bringen,
die nicht auf Ihrer Liste standen,
kaufen Sie nur neue Probleme, weitere
unfertige Outfits. Kaufen Sie Lösungen!

Kaufen Sie zuerst,
was auf Ihrer Liste steht!

Was Sie kaufen sollten

Sorge dafür, daß du bekommst, was du willst,sonst wirst du wollen müssen, was du bekommst.

BERNARD SHAW:
MAXIMS FOR REVOLUTIONISTS

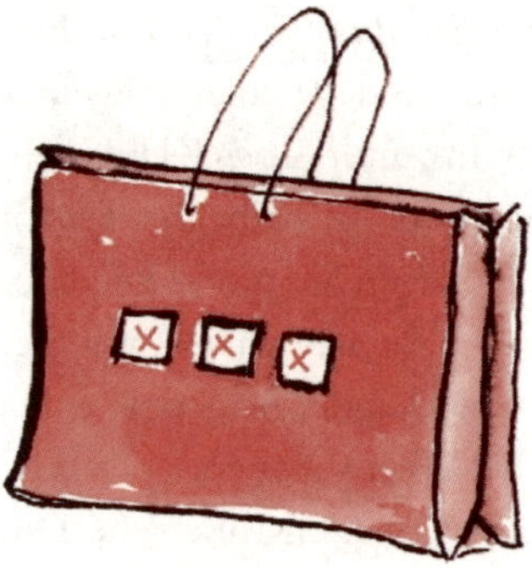

ES IST GANZ EINFACH. Egal, ob es um Unterwäsche, Schuhe oder ein Kleid für eine Party geht – kaufen Sie nur Dinge, von denen Sie begeistert sind. Nichts Halbes, nichts Akzeptables, keine Kompromisse. Nur das, was Ihr Herz höher schlagen läßt. Ich möchte, daß Sie nach einem Einkaufstrip vor lauter Aufregung über die neuen Stücke in Ihrem Schrank abends nicht einschlafen können. Ich möchte, daß Sie am nächsten Morgen die Augen aufschlagen und sofort aus dem Bett springen, um in Ihre Unterwäsche zu schlüpfen und sich Socken, einen Pullover, eine Hose auszusuchen – weil alles, was Sie gekauft haben, Volltreffer sind. Geben Sie sich nicht mit passablen Lösungen zufrieden. Seien Sie begeistert von Ihrem Schlüsseletui, verrückt nach der Farbe Ihrer Brieftasche, hingerissen von Ihrer jadegrünen Handtasche, ganz aus dem Häuschen über Ihren apricotfarbenen Kaschmirpullover, verliebt in Ihre geflochtenen Slingbacks.

Geben Sie es ruhig zu, jetzt haben Sie ein flaues Gefühl im

Magen, weil die meisten Dinge, die in Ihrem Schrank hängen, halbe Sachen sind. Als Sie damit nach Hause kamen, haben sie einigermaßen gepaßt, einigermaßen ausgesehen, wenig gekostet oder dem Sprichwort Ehre gemacht, daß der Teufel in der Not Fliegen frißt.

Schluß damit. Ab sofort werden Sie Ihr Radar auf **JA!** einstellen. Sie werden etwas anschauen, anfassen, anprobieren und sofort wissen, ob es sich um einen Ja-Fall handelt oder nicht.

Klingt zu anstrengend? Zu viel Aufwand? Es geht um Sie selbst, dafür sollte Ihnen kein Aufwand zu groß sein. Sobald Sie das Geld auf den Kassentisch gelegt haben, werden diese Dinge mit Ihnen leben. Sie gehören Ihnen. Von da an sind Sie für den Plunder verantwortlich. Wenn Sie die Sachen erst durch die Tür in Ihre Wohnung getragen haben, wird es lange dauern und einen schmerzhaften Abnabelungsprozeß erfordern, bis Sie sie wieder loswerden – fast, als wären es Kinder. Sie werden sie hegen und pflegen müssen. Sie werden Ihnen ins Auge springen, jeden Tag, sobald Sie morgens den Kleiderschrank aufmachen.

Weshalb also nicht dafür sorgen, daß Ihre Kleider die schönsten sind, die Sie finden konnten, und jedesmal, wenn Sie beschließen, sich anzuziehen, ein Glücksmoment auf Sie wartet? Sobald Sie Ihr Radar auf **JA!** eingestellt haben, wird das ein Kinderspiel sein. Sie trauen Ihrem Radar nicht recht? Kein Problem, das haben wir gleich. Irgendwo in Ihrem Innern gibt es einen Ort, der das **JA!** kennt. Blind, ohne den Funken eines Zweifels **JA!** Hier ist eine Geschichte über das **JA!**, die meine Exschwiegermutter Jeanne mir erzählt hat. Während des Zweiten Weltkriegs ging sie einmal mit ihrer Freundin Rosalind zu einem Tanzabend, den die Luftwaffe für ihre Soldaten veranstaltete. Ein sehr gutaussehender Mann in Uniform kam durch die Tür herein. Jeanne zupfte ihre Freundin am Ärmel und flüsterte: »Siehst du den da drüben? Den werde ich heiraten.« Da war keine Sekunde Zögern. Sie wußte auf Anhieb: **JA!** Noch ehe der Abend vorüber war, hatte Charley, der gutaussehende Mann, Jeanne erspäht und sie zum Tanzen aufgefordert. Ein Jahr später waren sie verheiratet.

Was ist Ihr Schlüsselerlebnis mit dem **JA!**? Vielleicht war es nicht gleich der Mann fürs Leben, den Sie einfach nur mit nach Hause zu nehmen brauchten. Vielleicht war es etwas ganz Einfaches, zum Beispiel ein Blumentopf mit einer purpurrot blühenden Amaryllis, die Sie zur Weihnachtszeit aus dem Schaufenster eines Geschenkladens anlachte. Oder eine französische Seife, deren Farbe und Geruch Sie zum Schwelgen brachte. Ein rundes Stück, das gut in der Hand lag. Sie kauften es, trugen es nach Hause, benutzten es zum ersten Mal und fühlten sich wie im Himmel. Das ist ein **JA!** Mit Palmolive oder Lux kann Ihnen das nicht passieren.

Vielleicht haben Sie mal einen Schal mit einem Blattmuster gesehen, der ein Vermögen kosten sollte, und ihn trotzdem gekauft, weil Sie bei Blättern nun mal schwach werden. Ihr Briefpapier ist mit Blättern bedruckt. Sie besitzen eine mit Blättern verzierte Konfektschale und Handtücher mit Blattmotiven. Jedesmal wenn Sie den Schal tragen, heben die Blätter Ihre Stimmung, und Sie fühlen sich von dem Samt auf der einen und der Seide auf der anderen Seite gestreichelt. Dieser Schal ist ein eindeutiges **JA!**

Welche **JAs** haben Sie schon erlebt? Unter meinen **JAs** gab es eine originelle Brosche aus zwei Teilen – ein großer, glitzernder, herzförmiger Adamant, an dem ein geschliffener Topaz hing –, einen pfirsichfarbenen BH aus französischer Spitze, eine Kupferschüssel mit seltsamen kleinen Amuletten, die rundherum vom Rand herunterbaumelten, und eine leichte Baumwollhose mit dezentem Graffitimuster, dessen Farben und Muster mich an Früchtebrot erinnerten. Die Brosche, die Graffitihose und der pfirsichfarbene BH sind inzwischen den Weg alles Irdischen gegangen, aber die Schale steht bis heute in meinem Arbeitszimmer. Alle diese Dinge haben mir jahrelang Freude bereitet.

Zählen Sie sich drei **JAs** auf. Prägen Sie sich die zündenden Momente ein, in denen Sie diesen drei Dingen begegnet sind. Fertig ist Ihr **JA!**-Radar. Sie brauchen es nur noch mitzunehmen, wenn Sie einkaufen gehen.

Unterziehen Sie alles dem **JA!**-Test. Angenommen, Sie wollen Unterwäsche kaufen. Nehmen Sie nur, was **JA!** schreit. Oder Sie brauchen ein Paar neue Regenschuhe. Nehmen Sie sich die Zeit, zu warten, bis Sie das **JA!** hören. Oder Sie suchen ein Paar neue Jeans. Kaufen Sie das Paar, das **JA!** sagt, kein anderes. Wenn Sie etwas anprobieren, das **JA!** ruft, werden Sie sich wie eine Königin fühlen. Sie sehen sich im Spiegel und sind rundum vergnügt.

Sobald Sie also das nächste Mal einen Schal kaufen wollen, sehen Sie sich den in Frage kommenden Kandidaten genau an. Prüfen Sie, wie er sich anfühlt, wenden Sie ihn, drapieren Sie ihn um Hals und Schultern. Schlägt Ihr Herz höher? Werden Ihre Knie weich? Bekommen Sie rote Wangen, wenigstens ein bißchen? Bleibt die Zeit stehen, versinken Sie in einem Tagtraum? Wenn die Antwort

JA! lautet,
kaufen Sie ihn!

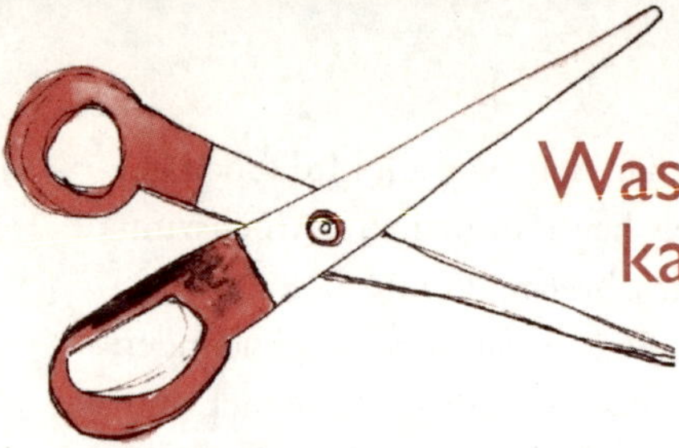

Was Sie nicht kaufen sollten

Seht mal, ich habe diesen Hut gekauft. Ich finde ihn zwar nicht besonders hübsch, aber ich dachte, ich könnte ihn ruhig kaufen. Sobald wir zu Hause sind, nehme ich ihn auseinander und versuche, etwas Besseres daraus zu machen ... Oh! Es gab zwei oder drei viel häßlichere in dem Laden, und wenn ich ein bißchen hübscheren und bunteren Satin gekauft habe, um ihn damit aufzuputzen, ist er bestimmt ganz erträglich.

DIE FIGUR LYDIA BENNET IN
JANE AUSTENS *STOLZ UND VORURTEIL*

WEM VON UNS WÄRE DAS nicht schon passiert? Man sieht im Laden einen interessanten Fummel und glaubt, mit ein paar Stichen hier und dort wäre er perfekt. Man kauft ihn, nimmt ihn mit nach Hause, und siehe da, man hat sich ein ganzes Projekt aufgeladen – wie Lydia Bennet in *Stolz und Vorurteil.* Es ist nicht mit dem Kaufpreis getan, man investiert zusätzliche Zeit, Energie und weitere Kosten, nur um festzustellen, daß es wahre Zauberei erfordern würde, den Fummel in das umwerfende Kleid zu verwandeln, das einem vorgeschwebt hat. Vor änderungsbedürftigen Kleidern sollte man auf der Hut sein. Wer über unausgelastetes kreatives Potential verfügt, sollte lieber einen hübschen Garten anlegen, Möbel schreinern oder eine Reise planen. Änderungsbedürftige Kleider sollte man da lassen, wo sie sind, und nicht mit nach Hause nehmen. Hier sind ein paar typische Fallen, vor denen Sie sich in acht nehmen sollten:

Vorsicht, Falle!

- Das fantastische Kleid, das nur in der Taille und an den Hüften eine Kleinigkeit zu eng ist. Projekt: fünf Pfund abnehmen.

Kaufen Sie sich keine Kleidung auf die Spekulation hin, in naher Zukunft eine andere Konfektionsgröße zu haben. Sie können sehr wohl hier und heute, in Ihrer gegenwärtigen Kleidergröße, fantastisch aussehen. Lassen Sie die Finger von Kleidern, die Ihnen eine Diät abverlangen.

- Der Pullover, bei dem Sie unsicher sind – aber falls Sie ihn doch nie anziehen sollten, können Sie ihn ja Ihrer Schwester geben. Projekt: die Verwandtschaft einkleiden.

Ihre Schwester kann sich ihre Kleider selber aussuchen. Sie müssen zu unterscheiden lernen, was Ihnen steht und was nicht. Solange Sie noch nicht soweit sind, kleiden Sie bitte nicht andere Leute ein, die darum nicht gebeten haben.

- Ein supertolles Leinenkostüm in einer Farbe, die Ihnen nicht steht. Projekt: professionelles Umfärben – wahlweise eine komplett neue Make-up-Ausstattung, mit der Sie Ihren Teint dem neuen Kostüm anpassen.

Wenn Ihnen eine Farbe nicht steht, vergessen Sie es. Quälen Sie sich nicht, gehen Sie einfach weiter. Es gibt zwar Chemische Reinigungen, die einen Färbeservice anbieten und Ihnen versprechen, alles Menschenmögliche zu tun, um Ihre Wunschfarbe hinzubekommen. Aber die Leute sind clever; sie lassen sich vorher ein Papier unterschreiben, auf dem Madame Besserwisser zusichert, die Kosten auch dann zu tragen, wenn das Experiment schiefgeht. Ich habe einmal für ein mißlungenes Experiment bezahlt. Es tut weh. Ich bekam zwar mein Seidenkostüm, ursprünglich Taupe mit einem Stich ins Altrosa, im gewünschten Dunkelbraun zurück, aber da die Nähte leider nicht aus Naturfaser, sondern aus Polyester waren, nahmen sie keine Farbe an und blieben weiß. Nur reine Naturfasern lassen sich färben. Es sah unmöglich aus. Ich habe das Kostüm nicht ein einziges Mal getragen.

Und was das Make-up angeht – wollen Sie sich den Aufwand wirklich antun? Und die Kosten? Wenn eine Farbe Sie krank aussehen läßt, brauchen Sie viel Make-up, um das wettzumachen. Sie werden damit nicht froh. Lassen Sie es bleiben.

- Ein Top aus Lurexstrick und ein langer Faltenrock in Metallicoptik. Projekt: sich den passenden Lifestyle zum neuen Outfit zulegen.

Falls Sie eher der legere Typ sind, der gern durch den Wald radelt, in Jeans ins Restaurant geht und sich im Bademantel an den Computer setzt, könnten Jahrzehnte vergehen, bis dieses Outfit in Ihr Leben paßt. Wenn Sie sich nicht vorstellen können, ein Kleidungsstück in Ihrem Alltag zu tragen, so wie er derzeit oder in naher Zukunft aussieht, lassen Sie die Finger davon – auch, wenn es noch so nett aussieht, noch so perfekt sitzt und noch so ein Schnäppchen ist.

- Ein schlichtes Etuikleid, das wie angegossen passen würde, wenn die Armlöcher etwas höher säßen. Man bräuchte einfach nur an der Schulternaht einen Zentimeter wegzunehmen. Dann käme auch die Taille an die richtige Stelle. Und natürlich müßten die Ärmel ein klein wenig gekürzt werden. Die Schulterpolster könnte man ja herausnehmen und den eingesetzten Ärmel einen halben Zentimeter versetzen. Vielleicht noch auf dem Rücken ein paar zusätzliche Abnäher, aber dann wäre es perfekt! Projekt: eine Generalüberholung mit beträchtlichen Kosten für einen geduldigen, hochtalentierten Änderungsschneider.

Eine minimale Änderung, die der hauseigene Schneider vor Ort mit überschaubarem Aufwand vornehmen kann, ist akzeptabel. Aber mit jedem Schritt, den Sie darüber hinaus denken, laden Sie sich ein Riesenprojekt auf die Schultern. Das gelbe Warnlicht, das Sie sehen, schaltet soeben auf Rot um. Stop!

Hier ist die Formel für den Einkauf,
der Glück bringt:
Seien Sie kompromißlos mit Ihren Kriterien –
Farbe, Paßform, Stil, Alltagstauglichkeit.
Ihr Geld ist gut angelegt und
Sie werden lange Freude an Ihren Sachen haben,
wenn Sie das kaufen,
was an Ihrem heutigen Körper
perfekt sitzt, Ihrer natürlichen Haut- und
Augenfarbe schmeichelt, Ihnen ausgezeichnet
steht und **in Ihrem gegenwärtigen Alltag
brauchbar ist.**

Wenn Sie das nächste Mal in Versuchung geraten, etwas zu kaufen, bei dem Sie »nur eine Kleinigkeit ändern« müssen, gehen Sie erst mal eine Tasse Kaffee trinken, und überlegen Sie es sich noch mal.

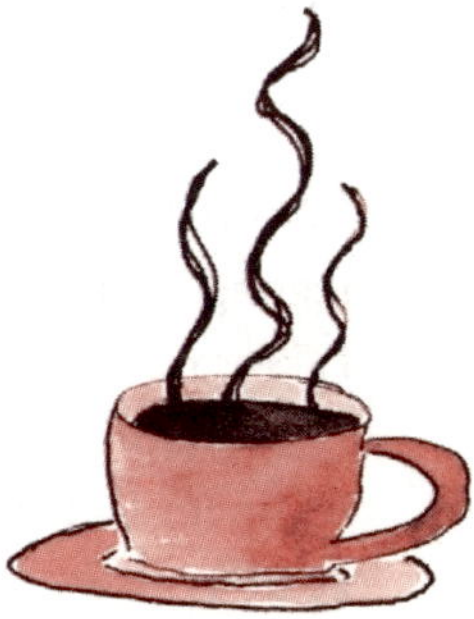

Die Kunst, nein, danke zu sagen

Man muß genau das tun, wovon man denkt, man schafft es nicht.
ELEANOR ROOSEVELT: »YOU LEARN BY LIVING«

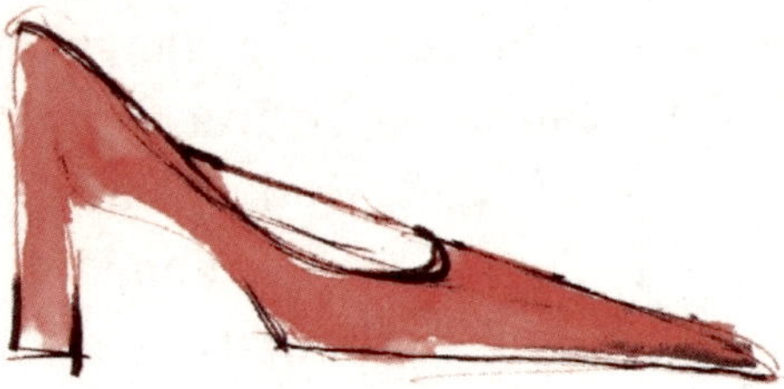

Größe 38 statt 39 (Ihre Größe)

ZU WISSEN, WANN MAN NEIN sagen muß, ist mindestens so wichtig wie zu wissen, wann man ja sagen muss. Wenn Ihr **JA!**-Radar nur eingeschränkt funktionstüchtig ist, sollten Sie sich viel Zeit lassen, bevor Sie eine endgültige Kaufentscheidung treffen. Große Kaufhäuser haben im allgemeinen kulantere Umtausch- und Rückgaberegelungen als kleine Boutiquen. Die meisten Geschäfte räumen dem Kunden eine zweiwöchige Umtauschfrist ein. Das ist reichlich Zeit, um herauszufinden, ob Sie mit einem Kleidungsstück glücklich werden. Sie können Ihre Gefühle für das Stück testen. Sind Sie immer noch begeistert, sobald Sie damit zu Hause angekommen sind, oder läßt die Aufregung deutlich nach? Denken Sie daran, der entscheidende Faktor ist das **JA!**

Wenn Sie auf der Suche nach etwas Bestimmtem sind und es in einem Laden nicht finden, gehen Sie wieder. Erzwingen Sie keine Lösung, wo es keine gibt. Die meisten Geschäfte bekommen wöchentlich neue Ware. Fragen Sie eine hilfsbereite Verkäuferin, wann die nächste Lieferung eintrifft, und kommen Sie ein paar Tage später wieder.

Wenn Sie finden, was Sie gesucht haben, aber die Farbe nicht hundertprozentig stimmt, sagen Sie nein, danke, und gehen Sie wieder. Fünfzig Prozent sind nicht genug.

Bestellungen nach Katalog haben ihren Reiz, aber auch ihre Nachteile. Auf den Hochglanzfotos mit den perfekt gestylten Models, die auf weißen, hawaiianischen Sandstränden lässig an großen Felsbrocken lehnen, sehen alle Kleider toll aus. Wenn die bestellte Ware kommt, ist sie meist enttäuschend. Die Farbe ist anders als auf dem Foto, der Stoff hat nicht die Qualität, die im Text und auf den Bildern versprochen wurde. Was man in Händen hält, ist fast immer schlechter als das, was man im Katalog gesehen hat. Und dann geht das Theater mit dem Zurückschicken los. Was ursprünglich als Bequemlichkeit gedacht war, entpuppt sich als ausgesprochen umständlich, sobald Sie die Rückgabeformulare ausfüllen, das Zeug wieder verpacken und im Postamt in der Warteschlange stehen müssen. Wenn Sie sich zur Expertin für rundum zufriedenstellendes Einkaufen entwickeln wollen, geht nichts über das eigenhändige Anfassen und Anprobieren der Sachen.

Haben Sie sich eine Ware schon in natura angesehen und wollen sie in einer anderen Farbe haben – beispielsweise eine Handtasche von Picard –, dann ist eine Katalogbestellung sinnvoll. Außerdem sind Kataloge unschätzbare Ideenlieferanten. Aber für den Anfang sollten Sie in die Geschäfte gehen, die Stoffe anfassen und die Sachen anprobieren. Sonst passiert es Ihnen, daß Sie Ihre Ansprüche herunterschrauben und sich mit Dingen zufriedengeben, die nicht hundertprozentig zu Ihnen passen. Kataloge leisten nur der Faulheit Vorschub; man bekommt schlechtsitzende Kleider frei Haus und behält sie trotzdem.

Ebenso mit Vorsicht zu genießen ist eine Neuigkeit, die sich »In-home-shopping« nennt. Eine Kollektion wird eine Woche lang in einer Privatwohnung präsentiert. Man trifft sich unter Freundinnen, um die Ware gemeinsam zu begutachten, dann gibt jeder seine Bestellung in der gewünschten Größe, Farbe und Stoffqualität auf, und ein paar Wochen später bekommt man die Sachen zugeschickt. Bei diesen Treffen herrscht oft eine Art Solidaritätsdruck. Man fühlt sich gedrängt, etwas zu bestellen, selbst wenn man mit der Kollektion gar nichts anfangen kann. Und das Aussuchen von Stoffen und Farben kann leicht in Streß ausarten, wenn einem das nötige Vorstellungsvermögen fehlt – lassen Sie also vorläufig die Finger davon.

Fangen Sie lieber damit an, Ihren Scharfblick zu trainieren, damit Sie einkaufen, um sich selber Freude zu machen, nicht einer Verkäuferin, die Prozente bekommt, oder einer Freundin, die in ihrer Wohnung ein »In-home-shopping« veranstaltet. Ihr Ziel ist eine befriedigende, funktionierende Garderobe. Dafür kaufen Sie ein, nicht um anderen einen Gefallen zu tun.

Wenn Sie eine Verkäuferin kennen, die Ihnen schon häufiger zur Seite gestanden hat, machen Sie sie zu Ihrer Verbündeten. Sie kann auch mal eine Ausnahme für Sie machen. Sie läßt Sie herumstöbern und Sachen aus anderen Abteilungen mit in die Umkleidekabine nehmen. Nutzen Sie das aus. Sie bringt Ihnen ein Glas Wasser, wenn Ihnen schwindlig ist. Sie kann Ihnen auch etwas für ein paar Tage zurücklegen, wenn Sie sich überfordert fühlen und im Moment keine Entscheidung fällen können.

Denken Sie daran, wenn Sie Kleider anprobieren: Neunzig Prozent der Dinge, die Sie mit in die Umkleidekabine nehmen, taugen nichts. Lassen Sie sich nicht entmutigen. Zwölf Teile nacheinander anzuprobieren, kann frustrierend sein. Aber es kann auch nützlich sein, denn wenn Sie sich das dreizehnte über den Kopf ziehen und es wie angegossen sitzt, wird Ihnen der Vergleich mit den anderen die Entscheidung noch leichter machen. Lassen Sie sich von der großen Zahl nicht bange machen. Manchmal muß man unzählige Restaurants ausprobieren, bevor man das eine findet, wo einem alles schmeckt. Oder man muß sich mit unzähligen Männern treffen, bevor man dem Richtigen begegnet. Mit Kleidern ist es genauso. Warten Sie auf das Richtige! Und dann nehmen Sie es mit nach Hause.

Sagen Sie nein, danke, und gehen Sie wieder,

- wenn Sie mit einer Verkäuferin nicht zurechtkommen. Gehen Sie in eine andere Abteilung oder in ein anderes Geschäft, bevor Sie sich ihre freundlichen Lügen anhören, nach dem Motto »Das ist genau Ihre Farbe« – während Ihnen schon beim Anblick Ihres Spiegelbilds übel wird.
- wenn Sie einen Tag haben, an dem Sie schlechter Laune sind, sich in Ihrer Haut nicht wohl fühlen und ständig Ihrer Figur die Schuld geben, anstatt zu merken, daß die Hosen einfach nicht für Sie gemacht sind.
- wenn die Geschäfte zu voll sind. Suchen Sie sich Zeiten aus, in denen nicht soviel los ist und Sie in Ruhe einkaufen können.
- wenn Sie müde, wütend, hungrig oder einsam sind. Ihre Urteilskraft ist mit hoher Wahrscheinlichkeit getrübt. Wenn Sie trotzdem in solchen Stimmungen shoppen gehen, beschränken Sie sich auf Geschäfte, die ein Rückgaberecht mit voller Kaufpreiserstattung

anbieten. Dann müssen Sie sich nicht mit nutzlosen neuen Kleidern herumschlagen, sobald Sie wieder bei klarem Verstand und guter Laune sind.

Manche Frauen schwören auf die heilsame Wirkung von Shopping bei Depressionen und anderen Ärgernissen. Ich gehöre zu denen, die im Bett liegen bleiben, wenn das Leben aus dem Tritt geraten ist, deshalb kam Shoppingtherapie für mich nie in Frage. Aber ich habe in den Kleiderschränken meiner Kundinnen unzählige Kleidungsstücke gefunden, an denen noch das Preisschild hing, die nicht ein einziges Mal getragen waren und die an Tagen eingekauft wurden, an denen die Seele aus dem Gleichgewicht war. Shopping kann eine vorübergehende Erleichterung bringen, aber dann folgt unausweichlich der Kater – man sieht, was man sich da ins Haus geholt hat, und merkt, daß man mit diesen Dingen nicht unter einem Dach leben will.

Es gibt andere Möglichkeiten, sich etwas Gutes zu tun, wenn das Leben einen ärgert: eine Massage, ein Kinobesuch, ein Telefonat mit einer Freundin. Das Problem mit Kleidern ist, daß man sich um sie kümmern muß, wenn man sie sich erst ins Haus geholt hat.

Wenn Sie durch Shopping ein Bedürfnis zu stillen versuchen, das niemals satt wird, oder wenn in Ihrer Wohnung alle Schränke und Nischen von Kleidern überquellen und Sie immer noch neue einkaufen müssen, brauchen Sie professionelle Hilfe. Dann geht es nicht mehr um Kleider. Es gibt ein Zwölf-Schritte-Programm für Menschen mit Kaufsucht. Erkundigen Sie sich bei einer Suchtberatungsstelle nach einer Selbsthilfegruppe in Ihrer Nähe.

Sagen Sie nein, danke, wenn Sie ein unwiderstehliches Paar Schuhe sehen, das leider nur noch in einer einzigen Größe vorrätig ist – eine halbe Nummer kleiner als Ihre Schuhgröße.

Sagen Sie auch dann nein, danke, wenn diese Schuhe ursprünglich eine Million gekostet haben und jetzt auf einen Spottpreis herabgesetzt sind – es sei denn, Sie wollen sie sich als Nippes auf den Couchtisch stellen. Sie werden sie nie tragen. Machen Sie sich klar, daß Ihre Leidenschaft mit Ihnen durchgeht und Sie im Begriff sind, Ihren Füßen Gewalt anzutun, und verlassen Sie den Laden. Sie werden geläutert zu Hause ankommen.

Teure Schnäppchen

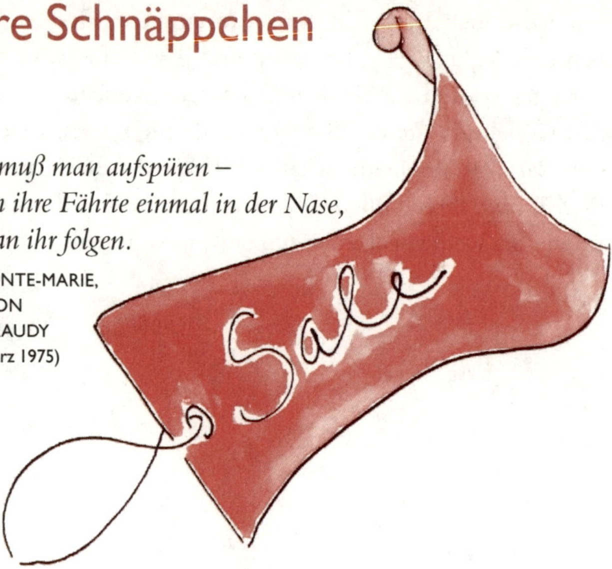

Freude muß man aufspüren –
hat man ihre Fährte einmal in der Nase,
muß man ihr folgen.

BUFFY SAINTE-MARIE,
ZITIERT VON
SUSAN BRAUDY
IN *MS.* (März 1975)

WENN DIE SCHNÄPPCHENJAGD zu Ihren Lieblingshobbys zählt *und* Sie alles, was Sie dabei erbeuten, gern haben und tragen, können Sie dieses Kapitel überschlagen. Dann haben Sie alles, wovor ich Sie warnen will, schon überwunden. Haben Sie dagegen schon einmal ein Schnäppchen erstanden, an dem Sie anschließend keine Freude hatten, geschweige denn es jemals getragen hätten, machen Sie es sich bequem, und lesen Sie dieses Kapitel zweimal. Sie könnten eine Menge Geld damit sparen.

Hochintelligente Frauen werden zu Einfaltspinseln, wenn Sie vor einem Wühltisch stehen, über dem ein Schild fünfzig Prozent Preisnachlaß verspricht. Als ob ihr IQ ebenfalls um fünfzig Prozent nachläßt. Unter einem solchen Schild tun sie Dinge, die sie nie tun würden, wenn alles seinen normalen Preis hätte. Sie kaufen sich eine Cowboyjacke mit Fransen, obwohl ihre gesamte Garderobe puristisch urban ausgerichtet ist. Sie grapschen nach hautengen Stretchhosen, in denen sich selbst ein vierzehnjähriges Girlie nur nachts aus dem Haus wagen sollte. Sie nehmen die falsche Konfektionsgröße, weil, na ja, es war die einzige, die noch da war, und außerdem war es ein Sonderangebot.

Schnäppchenkäufe sind wie Alkoholräusche. Geben Sie es zu, Sie haben sich auch schon mal nach dem Genuß einiger Margaritas zu Intimitäten mit einem Mann hinreißen lassen, den Sie kaum kannten und vor dem Sie nüchtern nicht einmal die Jacke ausgezogen hätten.

Bei einem Schluß-, Räumungs- oder sonstigen Sonderverkauf shoppen zu gehen, ist das gleiche wie sich vorsätzlich zu betrinken. Ihre Denkfähigkeit ist eingeschränkt, Ihre Hemmschwelle herabgesetzt. Bei einem Räumungsverkauf nehmen Sie Dinge in Kauf, die Sie bei einer Ware zum Normalpreis nie und nimmer akzeptieren würden. Sie glauben, ein Schnäppchen zu machen, während Sie in Wirklichkeit ganz einfach übers Ohr gehauen werden.

Denken Sie an Ihre Reaktionen, wenn Sie etwas zum vollen Preis kaufen. Sie überlegen genau, Sie vergleichen, wägen ab, fragen sich, ob der Neuerwerb zu Ihrer Garderobe passen könnte. Sie lassen sich keinen Schund andrehen.

Wenn Sie zum Schlußverkauf gehen, schrauben Sie von vornherein Ihre Erwartungen zurück. Ein Teil hat nicht die richtige Farbe, **»aber es ist ein Sonderangebot«**. Es ist Ihnen ein bißchen zu klein oder ein bißchen zu groß, **»aber es ist ein Sonderangebot«**. Der Schnitt ist ganz hübsch, auch wenn er Sie eigentlich nicht vom Hocker reißt, **»ABER ES IST EIN SONDERANGEBOT«**.

Machen wir einen Kosten-Nutzen-Vergleich. Wie sieht der Nutzen aus, wenn Sie sich eine Kollektion zu Beginn der Saison anschauen? Alles kostet den vollen Preis, die Einzelteile der Kombinationen sind noch in sämtlichen Größen vorhanden. Sie brauchen vermutlich nicht mehr als eine halbe Stunde, um sich eine Grundausstattung zusammenzustellen, die Sie endlos kombinieren können. Wieviel ist Ihnen Ihre Zeit wert?

Wenn Sie dagegen auf den Schlußverkauf warten, finden Sie nur noch die Kleidergrößen, die übriggeblieben sind. Vielleicht gibt es eine Jacke noch in den Größen 34, 38 und 44, dazu zwei verschiedene Hosenschnitte, ebenfalls in einer Handvoll Größen. Die Röcke fanden reißenden Absatz, aber ein letzter ist noch da, in Größe 46. Aus den verbliebenen Einzelteilen ein funktionierendes Ensemble zusammenzustellen, ist unmöglich, auch wenn Sie es einen Nachmittag lang versuchen.

Denken Sie aber auch an all die anderen Dinge, die im Schlußverkauf landen. Die Einkäuferin des Geschäfts hat in der vergangenen Saison die Wünsche der Kundinnen falsch eingeschätzt. Sehen Sie sich nur den riesigen Posten Chartreuseblusen an, von denen sie dachte, die Kundinnen würden sich darum prügeln – Fehlanzeige.

Dazu kommen die Fehleinkäufe der vorletzten und vorvorletzten Saison. Ist Ihnen schon einmal aufgefallen, daß viele Dinge, die man im Schlußverkauf findet, noch nie zuvor im Angebot waren? Vielleicht sind es die Ladenhüter aus Chicago (Sie leben in San Francisco) – ein kunterbunter Haufen von Kostümen, die älter als Ihre Nichte sein könnten. Niemand kann es den Händlern verübeln, wenn sie versuchen, das Zeug loszuwerden. Aber warum ausgerechnet bei Ihnen? Fehlerhafte Stücke sind ebenfalls zu herabgesetzten Preisen zu haben. Hier ein Riß, da ein Webfehler, dort ein Fleck auf der Schulter.

Verstecken sich dazwischen auch Kostbarkeiten, echte Schnäppchen? Möglicherweise. Für irgendwen. Denken Sie daran: Es kann ja sein, daß Sie ein verlockendes Einzelstück finden, aber dann brauchen Sie Rock und Hose, die dazu passen, ganz abgesehen von Schuhen und Handtasche, und im Nu sind Sie bei ein paar hundert Euro, die zusätzlich nötig sind, damit Sie von Ihrem Schnäppchen wirklich etwas haben.

Ihr erstes Gebot lautet daher:

Ich bin den vollen Preis wert.

Lesen Sie die Zeile noch einmal. Sie sind den vollen Preis wert. Prägen Sie sich den Satz ein, damit Sie ihn parat haben, wenn Sie auf ein Sonderangebot stoßen. Benutzen Sie ihn wie ein Mantra. »Ich bin den vollen Preis wert.« Das wird Ihnen helfen, nüchtern zu bleiben. Wenn Sie ein herabgesetztes Kleidungsstück anschauen und sich sagen, daß Sie den vollen Preis wert sind, steigt die Wahrscheinlichkeit, daß Sie ernsthaft überlegen, ob Sie mit dem Stück wirklich etwas anfangen können.

Vergessen Sie nicht, daß Sie bei einem Schnäppchen in der falschen Größe die Kosten für den Änderungsschneider einkalkulieren müssen, bevor Sie Ihren Glückskauf feiern.

»Sonderangebote« an sich sind heutzutage so verbreitet, daß man sich so manches Mal ärgern könnte. Sollen Sie den vollen Preis zahlen, wenn morgen der Schlußverkauf anfängt? Sollen Sie heute kaufen oder bis nächste Woche abwarten? Sollen Sie die Vorsaisonangebote nutzen oder lieber erst schauen, was geboten wird, sobald die Saison da ist und die Lieferungen vollständig eingetroffen sind?

Als ich ein Teenager war, gab es zweimal im Jahr Schlußverkauf – der Winterschlußverkauf begann am Tag nach Weihnachten, der Sommerschlußverkauf an einem Wochenende im Juli. Das war leicht zu merken, und man konnte sich darauf freuen. Man mußte nicht lange überlegen, ob die Preise drei Wochen später noch mal gesenkt würden. Heute gibt es ständig Sonderverkäufe – den Jubiläumsverkauf, den Räumungsverkauf, den Weihnachtsverkauf, die Aktionspreiswochen, die Langer-Samstag-Spezialangebote, die Vorsaisonschnäppchen, den Alles-mußraus-Verkauf. Im Ernst: Das ist doch lächerlich. Man könnte spielend einen Vollzeitjob daraus machen, sich über alle Sonderverkaufsaktionen auf dem laufenden zu halten, Prospekte, Gutscheine und Kundenkarten zu sammeln und alle Rabatte zu nutzen.

Das beste, was Sie tun können,
ist, bei klarem Verstand zu bleiben:
Treffen Sie Ihre Kaufentscheidungen, als ob Sie den vollen Preis bezahlen müßten,
egal, was es tatsächlich kostet.

Wenn Sie etwas so lange tragen, bis es auseinanderfällt, hat sich der Kauf gelohnt, egal, was Sie bezahlt haben. Ärgerlich dagegen sind die Käufe, bei denen Sie für einen Spottpreis etwas erstanden haben, das ungetragen im Schrank verstaubt. Rechnen Sie es sich aus. Wenn der unschlagbar günstige Fünfzig-Euro-Pullover aus dem »Alles-muß-raus«-Verkauf sich daheim vor dem Spiegel als Niete erweist, haben Sie die fünfzig Euro für den Transport vom Geschäft nach Hause ausgegeben – ohne jeden weiteren Nutzwert. Kaufen Sie aber einen Pullover für hundert Euro, zum vollen Preis, und tragen ihn hundertmal, dann kostet Sie das einmalige Tragen des Pullovers genau einen Euro. Das ist ein Schnäppchen!

Solange Sie noch dabei sind, Ihren Scharfblick zu trainieren, gehen Sie bitte nur in Geschäfte, deren Sonderangebote Sie zurückbringen können. Der Lackmustest auf die Lauterkeit Ihrer Kaufmotive geht folgendermaßen: Antworten Sie ehrlich auf die Frage, welches Attribut an dem herabgesetzten Kleidungstück das überzeugendste ist. Falls Sie diese Frage mit »das Preisschild« beantworten, tritt der eigentliche Spareffekt erst dann ein, wenn Sie mit leeren Händen das Geschäft verlassen.

Von Traumkleidern und Traummännern

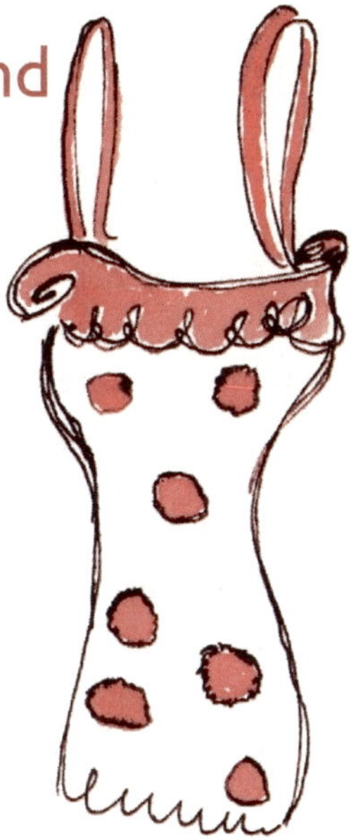

Ach Mädchen, du suchst dir immer die Falschen aus!
EINE ANONYME MUTTER

WIE FINDE ICH MEINEN TRAUMMANN? Es gibt tausend Möglichkeiten, es falsch zu machen. Die Bestsellertische in den Buchläden biegen sich unter einschlägigen Berichten. Ich bin der Überzeugung, daß es Prinzipien gibt, mit deren Hilfe man beim Richtigen landet (oder von einem Falschen rechtzeitig Abschied nimmt), und daß die gleichen Prinzipien sich nutzen lassen, um zu einer Garderobe zu kommen, mit der man glücklich und zufrieden wird. Sie können es auch umgekehrt machen: Lernen Sie, wie man zu einer guten Garderobe kommt, dann brauchen Sie das Know-how nur auf die Suche nach Ihrem Traumpartner zu übertragen. Lassen Sie mich wissen, ob es geklappt hat.

Wenn Sie sich an die Flirts und Liebschaften in Ihrem Leben erinnern, die sich als Reinfall entpuppten, werden Sie entdecken, daß sich daraus Lehren ziehen lassen, wie man sich in Sachen Kleidung vor Reinfällen bewahrt. Sollten Sie zu denen gehören, die gleich beim ersten Griff den Richtigen erwischt haben wie meine Freundin Marie, müssen Sie auf Ihre Vorstellungskraft zurückgreifen. Marie war im Alter von acht Jahren von zu Hause ausgebüchst und kochte sich gerade auf dem leeren Grundstück neben einem Nachbarhaus einen Hot Dog, als Carl, neun Jahre, vorbeigeschlendert kam und zu wissen begehrte, was sie da machte. Kurz und gut, Carls Vater rief Maries Vater an, der sie kurz darauf abholte, aber zwischen den beiden hatte es gefunkt, und fünfzehn Jahre später waren sie verlobt. Sie sind bis heute verheiratet.

Wir anderen haben den einen oder anderen Mißgriff getan, aber das erweist sich jetzt als Vorteil, denn es hat uns wertvolle Erkenntnisse gebracht, die sich gewinnbringend auf die Kunst des Kleiderkaufens übertragen lassen.

Du suchst dir immer die Falschen aus! Hand aufs Herz, sind Sie auch mal auf ein tolles Etikett hereingefallen, mit dem man Mutti beeindrucken konnte? »Er ist Arzt, er ist Anwalt, er ist Geschäftsführer.« Schön und gut, aber was bleibt übrig, wenn man das Etikett abtrennt? Ich habe Horrorgeschichten von Verehrern mit eindrucksvollen »Etiketten« gehört, die keine Manieren hatten, Choleriker waren oder sich von Whiskey und Gin ernährten. Den Frauen fiel es schwer, zu akzeptieren, daß mit dem Mann nichts anzufangen war, weil sie von seinem »Etikett« geblendet waren.

Genauso habe ich viele Modelle von Donna Karan, Armani oder Versace in den Schränken meiner Kundinnen gesehen, die des prominenten Namens wegen gekauft wurden, nicht um der Qualitäten des Kleidungsstücks willen. Ein Designeretikett garantiert aber keineswegs ein idiotensicheres, befriedigendes Einkaufsergebnis. Wer sich in ein Kleid von Donna Karan verliebt, im Glauben, auf den Namen sei Verlaß, kann eine herbe Enttäuschung erleben. Wer garantiert Ihnen denn, daß Sie auf

Gegenliebe stoßen? Vielleicht hat sich die Designerin in dieser Saison auf eine Ausschnittlinie kapriziert, die Ihnen partout nicht steht. Dann wird das teure Stück in einer dunklen Schrankecke verschwinden. Widerstehen Sie dem Sex-Appeal illustrer Namen!

Du suchst dir immer die Falschen aus! Eine weitere Sorte von Reinfallkandidaten sind Kleider, die »mit ein paar kleinen Änderungen« hinzukriegen sind – eine Jacke, die zu lang ist (»Ich versetze die Taschen und mache sie ein Stück kürzer«) oder die falsche Farbe hat (»Ich lasse sie umfärben«), oder ein Kleid, das herabgesetzt ist, weil es auf der Brust ein Loch hat (»Da nähe ich eine Applikation drauf und noch ein paar andere rundherum, dann fällt es gar nicht auf«). Wenn Sie sich Enttäuschungen ersparen wollen, machen Sie sich keine Illusionen – Sie können Ihre kleinen Änderungen machen, aber perfekt wird das Kleidungsstück dadurch nicht. Es ist wie mit dem tollen Mann, der seinen Meisterbrief in der Tasche hat, aber keinen Job bekommt (»Ich werde ihm helfen, einen zu finden«), der am liebsten mit seinen Kumpeln in der Kneipe sitzt (»Er wird so verliebt in mich sein, daß er seine Abende nur noch mit mir verbringen will«) oder der sich brüstet, schon seit Jahren nicht mehr aus seinem Viertel herausgekommen zu sein (»Er macht sich nur deshalb nichts aus Museen, Theater und Konzerten, weil er noch nie so eine aufregende Begleiterin wie mich hatte«). Nichts davon wird sich ändern. Suchen Sie sich einen anderen.

Du suchst dir immer die Falschen aus! Zerreißt es Ihnen auch das Herz, wenn Sie das perfekte Kleid gefunden haben, es ein paarmal tragen, zum ersten Mal reinigen lassen, und schon ist es kaputt? Das ist das Pendant zu dem umwerfend gutaussehenden Mann, den Sie am anderen Ende des Saales erspähen, mit dem Sie Telefonnummern austauschen, ein paarmal ausgehen, sich großartig amüsieren, und von einem Tag auf den anderen läßt er nichts mehr von sich hören, und Ihre Träume und Hoffnungen zerplatzen wie Seifenblasen. So ist das Leben. Den umwerfenden Mann sollten Sie vergessen. Das umwerfende Kleid sollten Sie zurückbringen und reklamieren. Verlangen Sie Ihr Geld zurück, wenn Sie sich an die Pflegeanweisungen gehalten haben und es trotzdem ruiniert ist. Ein Hersteller, der einen guten Namen zu verlieren hat, wird ohne Umstände dafür geradestehen.

Du suchst dir immer die Falschen aus! Reden Sie sich nichts schön. Bleiben Sie bei Verstand, auch wenn Sie sich verliebt haben. Wir alle kennen den Zustand, wenn man sich in Kaschmirwolle verliebt. Nichts fühlt sich auf der Haut so fantastisch an wie Kaschmir. Man kann die Hände gar nicht mehr davon lassen. Der Atem geht schneller, der Brustkorb hebt sich, man fängt unwillkürlich zu schnurren an. Natürlich ist dieses Gefühl himmlisch, aber es ist auch gefährlich. Es ist das erste Warnsignal, daß Sie dabei sind, das Denken einzustellen und die Augen vor der Tatsache zu verschließen, daß der Kaschmirpullover, über den Sie gerade in Verzückung geraten, orange ist – eine Farbe, die Ihrem Teint absolut abträglich ist. Wäre ein Sanitäter in der Nähe, würde er Erste Hilfe leisten, weil er eine akute Lebensmittelvergiftung vermutete.

Wenn Sie unter dem Bann von Kaschmir stehen oder unter dem Bann eines charmanten Mannes, zwingen Sie sich, den harten Fragen ins Gesicht zu sehen: Werde ich mit diesem Kaschmirpullover (diesem fantastischen Mann) auf Dauer glücklich sein, paßt er wirklich zu mir? Oder ist er nur ein Strohfeuer? Gehen Sie weg, brechen Sie den Bann, und denken Sie mit einem gewissen Abstand darüber nach. Stellen Sie sich der Realität, machen Sie sich nichts vor. Die Verliebtheit wird rasch verfliegen, und Sie werden wieder geduldig auf den »richtigen« Kaschmirpullover warten.

Du suchst dir immer die Falschen aus! Aber vielleicht sind Sie eine Frau, die weiß, was sie will, und sich nichts vormacht, wenn sie kühl kalkuliert: »Na ja, so ein Cowboy mag nicht der Richtige für eine dauerhafte Partnerschaft sein, aber für einen netten Kurzurlaub auf einer Ranch in Montana ... ein paar Tage Spaß und Erholung sind genau das, was ich brauche!« Das kleine Strohfeuer ist vielleicht nach Ihrem Geschmack – so wie Sie die trendige Samthose mit Leopardenoptik gar nicht länger als einen Sommer in Ihrem Schrank haben wollen, aber für ein paar nette Abende ist sie Ihr Favorit. Dann gönnen Sie sich den Spaß, solange Ihr Faible für den Leopardenlook frisch und fröhlich ist. Lassen Sie Ihre üblichen Maßstäbe in der Schublade. Greifen Sie zu, und genießen Sie.

Du suchst dir immer die Falschen aus! Sind Ihnen solche Abenteuer nicht fremd? Haben Sie womöglich Ihr Leben lang immer nur den kurzen, schnellen Spaß gesucht und dabei eine Garderobe zusammengetragen, die wie der Fundus eines Kleinstadttheaters aussieht? Dann könnte es sein, daß Sie reif dafür sind, den One-Night-Stands adieu zu sagen und sich auf eine dauerhafte Kleiderbeziehung einzulassen. In diesem Fall allerdings sollten Sie Ihre Kaufhaltung ändern, denn für eine längere Beziehung sind andere Qualitäten von Bedeutung. Wonach sollten Sie suchen? Beginnen Sie damit, sich für ein paar Grundfarben zu entscheiden, mit denen Sie es ein Weilchen aushalten. Wählen Sie einen oder mehrere Favoriten unter den neutralen Farben – Schwarz, Braun, Marine, Grau, Oliv, Taupe, Camel, Elfenbein, Weiß. Setzen Sie mit kleineren Teilen – einem Schal, einem Top – ein paar farbige Akzente. Achten Sie beim Kauf auf die Qualität des Materials. An Gabardine oder einem Wolle-Lycra-Gemisch haben Sie jahrelang Ihre Freude. Ein zarter, feiner Seidengeorgette altert viel schneller. Kostbare, empfindliche Stoffe lohnen nicht immer den großen Pflegeaufwand, den sie erfordern. Genau wie empfindliche Männer. Überlegen Sie genau, welche Qualitäten Ihnen auf Dauer wichtig sind.

Und wie lassen sich unsere kleinen Weisheiten auf die Männerfrage übertragen? Ganz einfach. Überlegen Sie bei dem Rockmusiker, der Ihnen von seinen Tourneeträumen vorschwärmt, mal in aller Ruhe, was eigentlich passiert, falls sein Traum Realität wird. Dann könnte es nämlich sein, daß Sie mit einer Fernbeziehung zurechtkommen müssen – Sie in Kalifornien, er in Holland. Sehen Sie sich lieber den Computerfreak oder den netten Kerl aus der Provinz noch mal näher an. Vergleichen Sie ihn nicht mit Hollywoodstars. Vielleicht ist er genau die Langzeitinvestition, die Sie suchen – großzügig, bodenständig, zupackend, verläßlich. Geben Sie ihm eine Chance.

Glückliche Paare

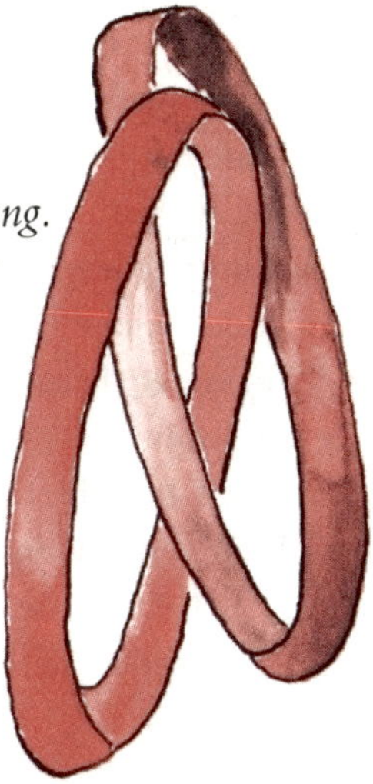

Zufriedenheit schützt vor Erkältung. Hat je sich ein Weib, das sich gut bekleidet wußte, erkältet?

NIETZSCHE: »SPRÜCHE UND PFEILE«

GEHT ES IHNEN AUCH SO? Sie stellen morgens ein Outfit zusammen, ziehen es an und erwischen sich dann mittags auf der Bürotoilette vor dem Spiegel bei der Frage: »Huch, was habe ich mir denn dabei gedacht«? Die Muster passen nicht zusammen, die Farben wirken blind zusammengewürfelt, das Ganze hat keinen Pep. Wie konnte das passieren? Ist Ihre Beziehung zu Kleidern etwa schon länger aus der Balance, und es fällt Ihnen jetzt erst auf?

Sie brauchen ein wenig »modische Partnerschaftsberatung«, damit sich das wieder einpendelt. Ihre Farben und Muster brauchen Nachhilfe in konstruktivem Streiten, damit das Geschrei aufhört. Das Blabla der Stoffe braucht ein paar Kommunikationsregeln, damit die unterschiedlichen Meinungen zum Tragen kommen und trotzdem Harmonie herrscht. Sie haben Glück. Die Therapeutin hat Zeit, und die Behandlung tut nicht weh. Hören Sie einfach zu.

Wenn man nicht jeden Tag ein Kostüm oder einen Hosenanzug tragen will, ist man darauf angewiesen, Sachen zu kombinieren, die man einzeln gekauft hat – sprich, unterschiedliche Farben, Muster, Hosen, Oberteile und Jacken zusammenzubringen. Und die Einheit aus den unterschiedlichen Elementen ist mehr als die Summe ihrer Teile – genauso wie eine Ehe mehr ist als das Nebeneinander der beiden Partner. Im Idealfall gerät das Zusammenleben der beiden so harmonisch, als wären sie von Anfang an füreinander bestimmt gewesen. Kann nun die Ehe zwischen dem dunkelblauen Nadelstreifenblazer, Sternzeichen Jungfrau, und der hauchdünnen Seidenbluse mit Blütenmuster, Sternzeichen Zwilling, gutgehen? Sie werden sehen: Selbst wenn Amor bei Ihnen mit den Pfeilen geizt – in Sachen Mode werden Sie Ihr Glück finden.

Partnerschaftsvariante I: Glückliche Paare aus unterschiedlichen Mustern

Können verschiedene Muster überhaupt friedlich zusammenleben? Manchen Leuten sind solche Ehen ein Greuel, aber mit ein wenig Verständnis können verschiedene Muster ohne weiteres harmonieren. Hier ist der Trick: Sie brauchen eine gemeinsame Basis in den Farben. Die amerikanische Nationalflagge – die *Stars and Stripes* in Rot, Weiß und Blau – und ein Blattmuster in Rostrot, Oliv und Braun könnten vermutlich nie miteinander warmwerden. Wählen Sie dagegen eine gemeinsame Farbenpalette – eine Bluse mit einem Blumenmuster in Sand, Weiß und Senf und ein gestreiftes Halstuch in den gleichen oder ähnlichen Farbtönen –, könnte sich eine stimmige Verbindung ergeben. Ebenso dürften sich eine rostfarbene Bluse mit geometrischem Muster und ein karierter Blazer in Oliv- und Brauntönen auf Anhieb gut verstehen, weil die warmen Farben allesamt miteinander harmonieren.

Der zweite Aspekt, den man beim Kombinieren von Mustern beachten muß, ist das »Machtverhältnis«. Die Muster dürfen nicht beide gleich stark sein. Ein Partner muß dominieren. Ein kräftiges Paisleymuster wird mit einem zarten Karo glücklich und zufrieden sein. Ein kräftiges Paisleymuster und ein starkes Karo würden einander ständig ins Wort fallen und lauthals zanken. Ehen aus zwei Mustern mit der gleichen visuellen »Lautstärke« (also beide laut oder beide leise) haben keine guten Karten. Ein Beispiel für eine glückliche Verbindung zweier Muster wäre etwa ein Pullover mit einem auffälligen geometrischen Muster aus großen, ineinandergreifenden Dreiecken in warmen Farbtönen und ein kürbisgelber Schal mit einem blassen, olivgrünen Karoraster. Der Pullover ist laut, das Halstuch leise. Jeder spielt seinen Part, beide sind zufrieden.

Partnerschaftsvariante 2: Friedvolles Zusammenleben unterschiedlicher Farben

So, höchste Zeit, alle Streitigkeiten zwischen Farben zu schlichten. Wenn Sie knallige Farben lieben, nur zu, aber finden Sie einen Weg, die Farben in einem gemeinsamen Boden zu verankern. Aus einem schwarzen Rock, einem lindgrünen T-Shirt und einem korallenroten Pullover läßt sich eine glückliche Ehe schmieden, wenn man ihr ein Fundament in Schwarz gibt – schwarze Schuhe, schwarzer Gürtel, schwarze Handtasche. Wenn dazu auch noch Ihr Haar schwarz ist, um so besser. Das Auge des Betrachters wird bei den Schuhen anfangen, nach oben wandern und einen Bogen zu den Haaren schlagen, der den beiden anderen Farben einen stabilen Rahmen gibt.

Der Trick mit der Haarfarbe als einheitstiftendem Element läßt jede kriselnde Ehe ins Lot kommen – Sie brauchen die Farbe nur in Schuhen, Gürtel und Handtasche zu wiederholen.

Honigblondes Leder für Honigblonde, dunkelbraunes Leder für Brünette, schwarzes Leder für Dunkelbraun- bis Schwarzhaarige – mit diesem Trick bringen Sie auseinanderdriftende Farben wieder zusammen. Farben, die sonst vorlaut sind, werden ruhiger und fügen sich ins Ganze, sobald Sie diese Accessoires dazunehmen. Ein kleiner Mogeltrick, aber er funktioniert bestens.

Wenn Sie Rock und Oberteil aus zwei verschiedenen Farben kombinieren, geben Sie der unteren Farbe ein kleines Echo in Kopf- oder Halshöhe, indem Sie eine Anstecknadel, einen Ohrring, eine Halskette oder ein Halstuch in der Farbe des Rockes dazu tragen. So wirkt das Gesamtbild abgerundet.

Genauso kann ein gemusterter Schal das einigende Band sein, das zwischen zwei oder mehreren unifarbenen Teilen Harmonie stiftet. Das Muster sollte die verschiedenen Farben aufgreifen. Rätseln Sie nicht, ob Schwarz und Marineblau zusammenpassen – finden Sie ein bunt gemustertes Halstuch, in dem die beiden Farben vorkommen, dann brauchen Sie keinen Scheidungsanwalt.

Partnerschaftsvariante 3: Harmonische Verbindungen unterschiedlicher Stoffe

Wenn Sie kräftige Wollstoffe lieben, aber unsicher sind, welche Materialien sich damit kombinieren lassen, kann ich Ihnen einen Trick verraten: Kombinieren Sie unterschiedliche Stoffe, aber halten Sie alles im gleichen Farbton. Eine luxuriöse Verbindung wäre beispielsweise eine wollene Marlene-Dietrich-Hose in Oliv mit einer moosgrünen Seidenbluse und einem Kaschmircardigan in einem dunkleren Olivton. Ergänzen Sie das Ganze mit Accessoires in den gleichen Farbnuancen, oder kontrastieren Sie die weiche Grünskala mit Schuhen, Gürtel und Handtasche in kräftigem Braun oder in Schwarz. Haben die Brünetten und Schwarzhaarigen unter Ihnen gut aufgepaßt? Sie würden in diesem Outfit blendend aussehen.

Partnerschaftsvariante 4: Kompatible Lebensstile miteinander verbinden

Die eine oder andere von Ihnen wird damit vielleicht schlechte Erfahrungen gemacht haben: Stoffe und Farben, die Sie werktags im Büro tragen, mit den legereren Wochenendklamotten zu verkuppeln, das kann leicht schiefgehen. Zumindest erfordert es große Behutsamkeit. Die meisten Ihrer Business- und Freizeitkleider sind vermutlich besser aufgehoben, wenn man sie in ihrer natürlichen Umgebung läßt, aber ein paar Kernstücke sind vielleicht flexibel genug, um in beiden Welten zu bestehen. Eine gediegene, schnörkellose Wildlederjacke (ohne Epauletten, aufgesetzte Taschen oder ähnliches) könnte sich sowohl mit Ihrer Jeans als auch mit einer eleganten Hose, einer Seidenbluse und schicken ledernen Halbschuhen vertragen. Ein Tweedjackett könnte mit einer Marlene-Dietrich-Hose und einer kakaobraunen Seidenbluse ebenso harmonieren wie mit einem weißen Baumwoll-T-Shirt, Jeans, Stiefeln und einem breiten Gürtel im Ton Ihrer Haarfarbe.

Partnerschaftsvariante 5: Leichte und schwere Stoffe unter einem Dach

Vorsicht: Eine Ehe zwischen Sommer- und Winterstoffen ist von vornherein zum Scheitern verurteilt. Ich weiß, wie verlockend solche Kombinationen sein können, vor allem wenn einer der Partner aus dunklem Leinen ist – schwarz, braun oder dunkeloliv. Diese Farben passen einfach wunderbar zu den wollenen

Wintersachen, die man im November herausholt. Aber stop! Leinen ist ein Material für heiße Sommertage und gehört nicht in die Wintergarderobe. Legen Sie es zur Seite, bis der Frühling wiederkommt.

Und nun wünsche ich Ihnen eine glückliche Hand beim Zusammenführen schöner Paare. Mögen Ihrer Garderobe viele dauerhafte, harmonische Ehen beschieden sein!

Ohne Chaos keine Kreativität

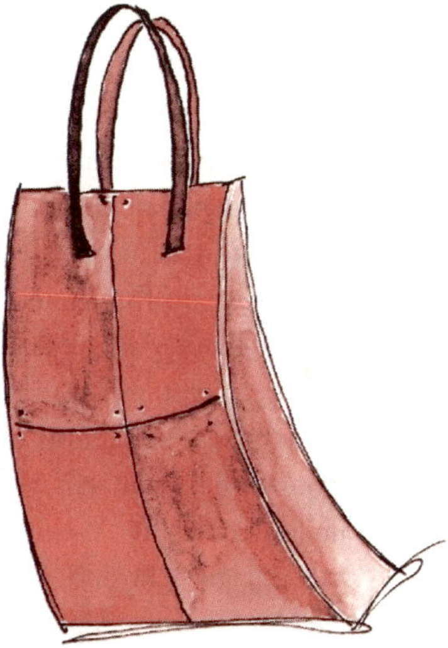

Schöpferisches Tun braucht eine dynamische Kraft, und welche Kraft wäre mächtiger als die Liebe?

IGOR STRAWINSKY: *AN AUTOBIOGRAPHY*

ORDNUNG IST DAS HALBE LEBEN. Das mag ja seine Richtigkeit haben. Wahrscheinlich ist das Leben tatsächlich einfacher, wenn man seine Dinge in Ordnung hält. Aber sobald Ihre Kreativität gefragt ist, sollten Sie allen Regeln und Vorschriften abschwören und eine unbekümmerte Lässigkeit an den Tag legen. Besuchen Sie einmal einen Künstler in seinem Atelier – Sie werden bei jedem Schritt über Farbtuben und Leinwandballen stolpern. Eine Textilkünstlerin mag ihre Stoffvorräte vielleicht nach Farben sortieren, aber sobald sie sich ans Entwerfen macht, wirft sie die Stoffbahnen kreuz und quer über Fußboden und Tische.

Das gleiche empfehle ich Ihnen, um frischen Wind in Ihre Garderobe zu bringen. Schaffen Sie Chaos! Fangen Sie damit an, daß Sie ein paar Tage hintereinander Ihre Kleider im Schlafzimmer herumliegen

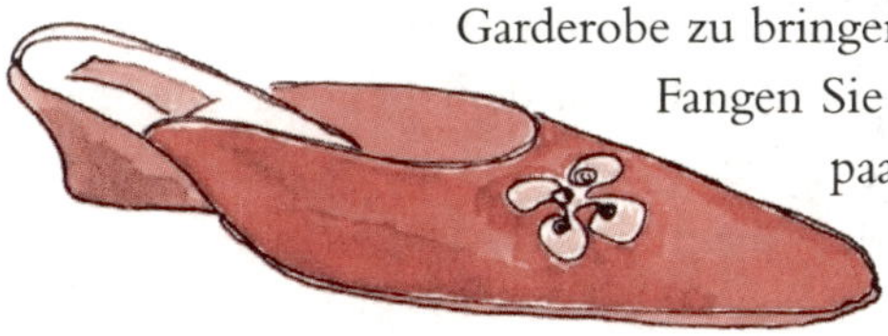

lassen. Das meine ich im Ernst. Seien Sie keine Ordnungsfanatikerin. Wenn alles Tag für Tag sauber und ordentlich in den Schrank zurückwandert, geraten Sie in einen gleichförmigen Trott. Wenn Sie einfach alles auf einen Haufen werfen, entstehen aufregende neue Kombinationen. Eine lila Bluse könnte zusammen mit dem cognacfarbenen Rock, auf dem sie zufällig gelandet ist, zu Ihrem neuen Lieblingsoutfit werden. Ein Schal, den Sie beim Ausziehen achtlos hingeworfen haben, kommt nach drei Tagen mit neuen Gefährten wieder an die Oberfläche, und siehe da, ein fantastisches Ensemble hat sich gefunden!

Manchmal kann ein wenig Unordnung die inspirierendsten Funken schlagen. Wenn die Gegenstände aus ihrer üblichen Ordnung gerückt sind, dreht auch der Verstand Pirouetten. Man sieht die Dinge anders. Sie heben die schwarze Hose vom Vorabend vom Fußboden auf, schnappen sich die curryfarbene Kostümjacke von der Stuhllehne und geben der kapriziösen Lust auf eine Perlenkette nach. Sie drehen sich um, sehen sich im Spiegel – und es ist ein Hit!

Stiften Sie ein fröhliches Durcheinander, indem Sie Ihren Modeschmuck mit dem echten Schmuck zusammenwürfeln. Bunt durcheinandergeworfen, anstatt fein säuberlich in Schubladen verstaut zu sein, entwickeln diese ein köstliches Eigenleben.

Eine der besten Gelegenheiten, Ihr kreatives Potential auszuloten, ist die Heimkehr nach einem Shoppingausflug. Es beginnt bereits im Laden. Während Sie noch in den Regalen stöbern, fangen Sie im Kopf schon an, mit Ihrer Garderobe zu spielen. Wäre diese fliederfarbene Bluse nicht etwas zu dem Leinenanzug, der daheim im Schrank hängt? Hat diese Anstecknadel nicht genau den richtigen Olivton für das glatte Schneider-

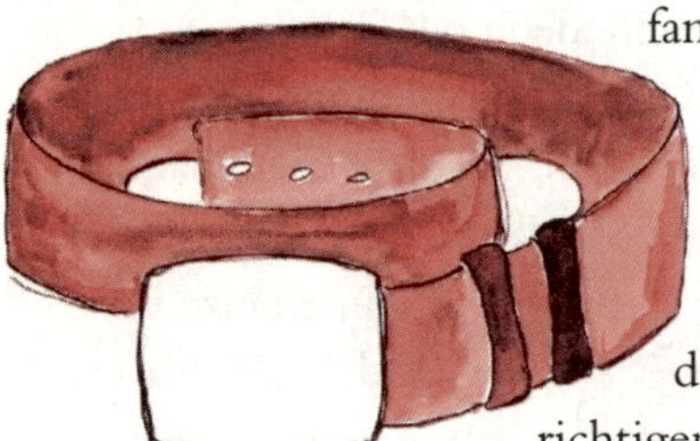

kostüm? Ob diese schwarze Hose elegant genug für die fuchsienfarbene Bluse mit den bezogenen Knöpfen ist?

Sie können es kaum erwarten, die Outfits, die Sie sich im Kopf ausgemalt haben, auf ihre Tauglichkeit im wirklichen Leben zu überprüfen. Sie tragen die Einkaufstüten ins Schlafzimmer, lassen sie aufs Bett fallen und zerren schon die ersten Teile aus dem Schrank. Bald probieren Sie sämtliche T-Shirts durch, mal mit dieser Hose, mal mit jener Jacke. Sie suchen nach dem passenden Schmuck, probieren verschiedene Gürtel, Schuhe und Strümpfe aus, schauen, wie sich alt und neu vertragen.

Jetzt ist der richtige Moment. Die Muse hat Sie geküßt. Es könnten die kreativsten Stunden dieser Saison werden. Sie experimentieren, Sie kombinieren alte und neue Sachen, Sie stoßen pausenlos auf aufregende neue Outfits.

Nehmen Sie sich Zeit für das Spiel mit Ihrer Garderobe, auch wenn es spät wird. Den Schlaf können Sie ein andermal nachholen.

Verlassen Sie sich bei Ihren nächtlichen Geistesblitzen nicht auf Ihr Gedächtnis. All die fabelhaften Kombinationen sind flüchtig wie Träume – morgen früh werden Sie sich an nichts mehr erinnern. Holen Sie das hübsche Büchlein heraus, das Ihre Freundin Ihnen geschenkt hat und das Ihnen für die allabendlichen Tagebuchnotizen zu schade war. Widmen Sie es Ihren privaten Modeschöpfungen, und halten Sie alle bemerkenswerten Kombinationen darin fest, die Sie heute abend gefunden haben. Sie können auch einen Karteikasten verwenden und Ihre Fundstücke auf Karten notieren. Oder Sie nehmen ein DIN-A4-Blatt und notieren sich alle Outfits, die einen bestimmten Rock oder eine bestimmte Hose als Ausgangspunkt haben. Notieren Sie diesen Ausgangspunkt oben auf dem Blatt, und listen Sie darunter die einzelnen Outfits auf, jeweils einschließlich aller Accessoires. Dann stecken Sie die DIN-A4-Blätter in Sichthüllen und heften sie in ein Ringbuch ein. Unterteilen Sie das Ringbuch nach Farben oder Jahreszeiten, und holen Sie es an Tagen heraus, an denen Ihnen der kreative Funke fehlt. Wenn Schreiben nicht Ihre Sache ist und Sie eher ein visueller Typ sind, breiten Sie die kompletten Outfits mit allen Accessoires auf dem Bett aus, nehmen Sie einen Fotoapparat und machen Sie Bilder davon. Kleben Sie die Fotos in ein Skizzenbuch, und bewahren Sie das Skizzenbuch in einer Schublade in der Nähe Ihres Kleiderschranks auf, damit Sie es immer zur Hand haben.

Nutzen Sie auch die Zeit vor dem Saisonwechsel für das kreative Spiel mit Ihrer Garderobe. Inspizieren Sie Ihre Sommersachen, solange es draußen noch frisch ist. Holen Sie alles aus dem Schrank, probieren Sie jedes Teil an, und finden Sie heraus, welcher Stil Ihnen dieses Jahr behagt. Stellen Sie sich vor, Sie wären eine Malerin. Betrachten Sie Ihre Kleider, Schuhe, Gürtel, Handtaschen und Ihren Schmuck als Farben und Motive, und lassen Sie sich zu einem Werk auf einer frischen Leinwand inspirieren – Ihrem Körper. Wonach steht Ihnen der Sinn? Beginnen Sie mit einem Detail, das Ihre Inspiration stimuliert – zum Beispiel mit einem Halstuch oder mit Ihren Lieblingsschuhen – und forschen Sie nach Outfits, die perfekt dazu passen. Die Ideen werden nur so aus Ihnen herauspurzeln. Sie werden sehen: Es ist verblüffend, wie eine neue Bluse ein Jackett beleben kann, das Sie seit Jahren im Schrank hängen haben – und noch verblüffender, wie ein neues Outfit Ihre ganze Woche beleben kann!

Accessoires – die Stars im Modekino

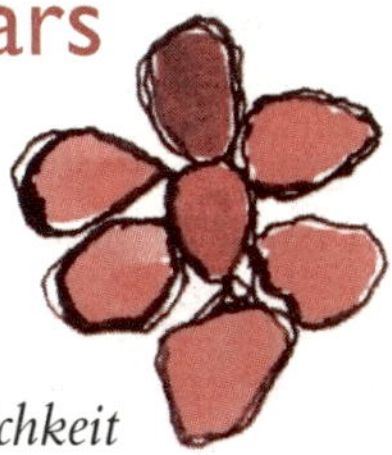

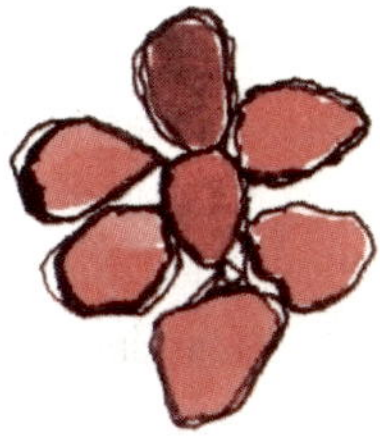

Die verschiedenen Teile meiner Persönlichkeit werden durch meine Kleider zusammengehalten. Meine Kleider ermöglichen diesem ansonsten unvereinbaren Sammelsurium psychologischer Phänomene, sich als ein und dieselbe Person auszugeben.

LOGAN PEARSALL SMITH: *MORE TRIVIA*

GLAUBEN SIE MIR, ich kann Ihnen Geschichten zum Thema Accessoires erzählen, die Sie nicht für möglich halten. Eine Neurochirurgin etwa, die winzige Blutgefäße verbinden kann, bekam einmal einen hysterischen Anfall, als ich ihr ein Halstuch in die Hand drückte. »Iiii, was soll ich damit?!« kreischte sie. »Ich flehe Sie an! Keinen Accessoireterror!« Genauso drückte sie sich aus, »Accessoireterror« – als wäre es der Titel des neuesten Horrorschockers.

Aber Spaß beiseite, ein guter Film ist genau das Material, an dem Sie studieren können, wie man mit dem Selbstbewußtsein einer Oscar-Preisträgerin Accessoires einsetzt. Sie brauchen kein Charisma, Sie müssen kein Naturtalent und auch nicht mit einer Mutter aufgewachsen sein, deren halbes Leben sich um Accessoires drehte. Ein kleiner Einführungskurs genügt, um Sie zum Profi zu machen.

Ich weiß nicht, ob Sie in letzter Zeit einen Blockbuster gesehen haben, aber jeder Film, der Ihnen gefällt, ist das Ergebnis einer gemeinsamen Anstrengung – ein gutes Drehbuch, ein guter Regisseur, ein guter Ausstatter, überragende Schauspieler. Genauso hat jede Frau, deren Anblick Sie fasziniert, aus ihren Kleidern und Accessoires ein Gesamtkunstwerk geschaffen, das eine starke, überzeugende Botschaft transportiert.

Lassen Sie es mich erklären. Beim zweiten Blick werden Sie feststellen, daß die faszinierend aussehende Frau relativ normal und keineswegs teuer gekleidet ist und daß es die Accessoires sind, die Sie in den Bann gezogen haben. Ihre Schuhe und ihre Handtasche sind von erstklassiger Qualität, die Armbanduhr paßt zur Stimmung der Kleider, Ohrclips und Armreif variieren das gleiche Thema, und der Schal, den sie locker um den Hals geschlungen hat, gibt ihrem Gesicht einen Rahmen. Nichts schreit »fehl am Platz«. Alles ist stimmig, alles ist in Balance. Der Anblick ist ein Genuß.

Die Kunst, Accessoires zu verwenden, ist wie die Kunst des Filmemachens. Der Film, den Sie drehen sollen, ist eine Geschichte über Ihre Persönlichkeit. Sie sind die Regisseurin. Ihre Kleider sind der Schauplatz, die Kulisse. Und die Accessoires sind die Schauspieler, mit deren Hilfe Sie Ihre Geschichte erzählen. Als Regisseurin wissen Sie, wie launisch Schauspieler sein können. Der wichtigste Trick besteht darin, einem oder einer von ihnen eine Stargage zu zahlen. Lassen Sie ein Accessoire die Hauptrolle spielen – ein luxuriöses Tuch, das sündhaft teuer war, eine originelle Anstecknadel aus der Werkstatt einer begabten Goldschmiedin, eine Kamee, die Sie von Ihrer Großmutter geerbt haben. Machen Sie allen übrigen Accessoires klar, daß sie dienende Rollen zu spielen und dem Star nicht die Schau zu stehlen haben.

Im Film bleiben gute Nebenrollendarsteller im Hintergrund, tragen aber das ihre zum Gesamtbild bei. Mit Nebenaccessoires ist es genauso. Wie geht das? Engagieren Sie neben der Kamee ein Paar schlichte Ohrringe. Wenn die Kamee beispielsweise eine Einfassung in Mattgold hat, greifen Sie dieses Element auf, und kombinieren Sie sie mit Ohrringen in Mattgold, die Ihre Kamee zur Geltung bringen, ohne sie zu übertönen. Achten Sie darauf, daß die Ohrringe auch von der Größe her zu der Kamee passen. Sind sie zu groß oder zu auffällig, ziehen sie die ganze Aufmerksamkeit auf sich und stellen die Kamee in den Schatten. Das wäre fatal – vielleicht erinnern Sie sich an den Auftritt von Bronson Pinchot in dem Film *Beverly Hills Cop* aus dem Jahr 1984. Der Star mit der höchsten Gage war in diesem Film Eddie Murphie, der den Cop spielte. Pinchot, in der Rolle eines Juweliers mit einem skurrilen Akzent, hatte eine Szene mit Murphie, in der er ihn völlig an die Wand spielte. Pinchot war so umwerfend lustig, daß er im Anschluß an den Film eine eigene Fernsehserie bekam. Die Szene fand in jeder Kritik Erwähnung und machte in jedem Café die Runde. Aber so vergnüglich sie auch war, sie unterbrach den Rhythmus des Films und riß alle Aufmerksamkeit an sich.

Ein guter Film hat keine solchen Brüche. Er stellt eine durchgängige, einheitliche Stimmung her, aus der nicht einzelne Figuren oder Szenen herausragen. Das gleiche Ziel sollten Sie beim Einsatz von Accessoires vor Augen haben.

Wenn Sie den kostbaren Schal tragen wollen, den Ihr Mann Ihnen von seinem Skiausflug mitgebracht hat, geben Sie ihm die Hauptrolle. Sagen wir, er ist aus Panne-Samt, schwarz, mit einem geometrischen Muster in Nachtblau, Tannengrün und Fuchsie. Dann könnten Sie mit schwarzen Wildlederschuhen die Struktur des Samts aufgreifen, mit einem schwarzen Wildledergürtel eine optische Verbindung zwischen Schal und Schuhen herstellen und dazu vielleicht Ohrringe tragen, die eine Farbe aus dem Schal akzentuieren – beispielsweise blaue Lapislazuliohrringe mit goldener Einfassung, die wiederum in einem goldenen Armreif ihr Echo finden. Und lassen Sie sich bitte nicht bei dem Stilbruch erwischen, das andere Handgelenk mit einer sportlichen Armbanduhr zu zieren! Nehmen Sie eine schlichte, elegante Uhr mit goldenem oder schwarzem Band.

Der häufigste Fehler bei der Verwendung von Accessoires ist ein Zuviel an Stilelementen. Jedes Teil muß eine Beziehung zum Ganzen haben. Genau wie im Film. Wenn Sie sich einen Western anschauen, erwarten Sie Pferde, Cowboystiefel, Cowboyhüte, einen Saloon und Ladys in langen Kleidern mit Korsagen und Krinolinen. Motorräder, Imbißbuden oder eine Dichterlesung mit langhaarigen Poeten in einer Sechziger-Jahre-Spelunke in San Francisco hätten darin nichts zu suchen.

Sind Sie ein verspielter Typ und haben eine Schwäche für Spitzen, Schmuckantiquitäten und Schnürstiefel wie zu Großmutters Zeiten, dann ist Ihr Gesamtkunstwerk ein Liebesfilm, und Sie sollten auch alles übrige auf den Romantiklook abstimmen. Accessoires, die dazu passen könnten, wären etwa ein Spitzentaschentuch in der Brusttasche, eine antike Armbanduhr, eine Perlenkette, Perlenohrstecker, ein altes Amulett an einer langen Kette, ein Häkelhütchen mit Seidenblume, gehäkelte Handschuhe, eine kleine bestickte Handtasche mit einer Kette aus mattiertem Gold (das sieht liebevoll alt und abgenutzt aus).

Haben Sie dagegen ein Faible für alles Spontane, Trendige, Zeitgeistige, sollten Ihre Accessoires diese Vorliebe widerspiegeln.

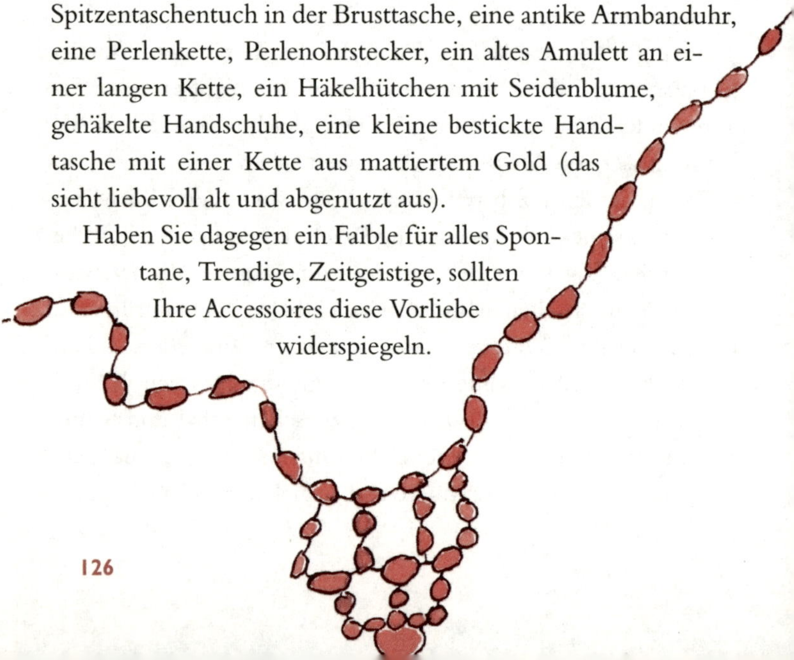

Vielleicht sammeln Sie Broschen von einem exzentrischen Kunsthandwerker oder Motivuhren mit Comicfiguren, oder Sie tragen gern Schuhe mit breiten, knallbunten Schnürsenkeln.

Zu einem dramatischen Charakter könnten nüchterne, sachliche Accessoires passen – eine auffallende Goldkette, ein breiter Armreif aus Metall, gediegenes Schuhwerk in modernem Design mit passender Henkel- oder Umhängetasche aus dem gleichen Leder.

Der elegante Typ zieht vielleicht Understatement-Accessoires vor, teuren Schmuck, schlichte Chiffontücher, zeitlos klassische Pumps – und meidet jedes Detail, das auch nur entfernt nach Effekthascherei riechen könnte.

Wovon handelt Ihr Film? Machen Sie es sich leicht – stehen Sie zu Ihren Vorlieben und Spleens, und stöbern Sie die Accessoires auf, die damit harmonieren. Wenn Ihr Lieblingsaccessoire eine tolle Halskette ist, überlegen Sie, wie die Ohrringe aussehen müßten, die stilistisch zu ihr passen, ohne ihr die Schau zu stehlen, und dann ziehen Sie los und suchen Sie sie. Ein Set aufeinander abgestimmter Accessoires läßt sich immer wieder neu mit den verschiedensten Outfits kombinieren – und macht Sie zum Star Ihres persönlichen Films, über den andere Frauen ins Schwärmen geraten: »Gott, ist die gut angezogen! Wie macht sie das bloß?«

Schals können zaubern

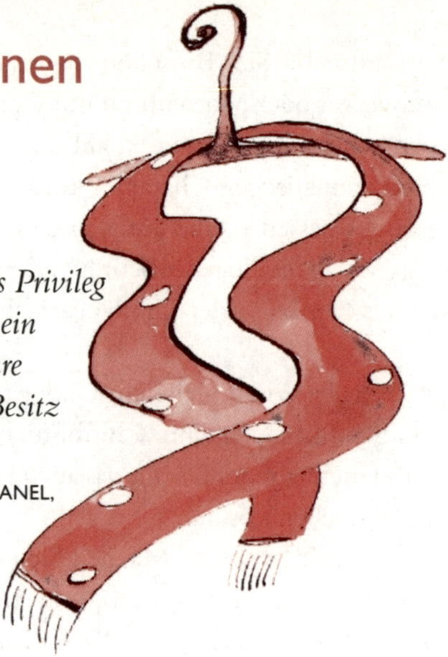

Eleganz ist nicht das Privileg der Jugend, sondern ein Vorrecht derer, die ihre Zukunft bereits in Besitz genommen haben.

GABRIELLE (»COCO«) CHANEL, ZITIERT IN *McCALL'S* (November 1965)

Jede Französin weiss, daß ein Schal die halbe Miete ist. Zwischen Frankreich und den USA liegt nur ein Ozean. Kaum zu glauben, daß man hierzulande Frauen mit Schals jagen kann. Wie kommt das nur?

Vielleicht liegt es daran, daß Schals – vollkommen zu unrecht – im Hollywoodfilm mit einem bösen Ruch behaftet sind.

Das sollten wir sofort aufklären. Meines Wissens ist im Kino nur eine einzige Frau durch einen Schal zu Tode gekommen – Isadora Duncan, die Ausdruckstänzerin. In der Schlußszene von *Isadora* sitzt Vanessa Redgrave alias Isadora betrunken und ahnungslos in einem offenen Bugatti, als sich ihr langer roter Schal in den glänzenden Speichen des Rades verfängt und sie auf der Stelle erdrosselt.

Und dann gibt es natürlich noch die Eröffnungsszene von *Basic Instinct*, in der ein Schal von Hermes eine kleine Nebenrolle in einem Gewaltverbrechen mit einem Eispickel spielt. Das ist jammerschade. Schals haben es nicht verdient, immer mit dem Bösen in Zusammenhang gebracht zu werden. Sie sind von Natur aus gutmütig und werden nur zur Gefahr, wenn sie in die falschen Hände geraten. Denken Sie nur an die folgenden wunderbaren Dinge, die ein Schal leisten kann:

1. Er hält Hals und Nacken warm, wenn im Herbst die Blätter fallen und die Winterkälte naht. Die traditionelle chinesische Medizin rät dazu, den Nacken immer bedeckt zu halten, um schädliche Einflüsse von außen fernzuhalten, die bevorzugt am Nacken in den Körper dringen. Ein Schal ist vorbeugende Medizin.

2. Ein Schal kann die Lebensdauer von Kostümjacken und Blazern verlängern, wenn man ihn unter dem Kragen trägt. Nebenbei spart man damit eine Menge Reinigungskosten.

3. Zwei Schals im Koffer bereichern eine Reisegarderobe, die vorwiegend aus neutralen Farben – Schwarz, Dunkelblau, Camel oder ähnlichem – besteht, um eine Fülle von Variationsmöglichkeiten. Knoten Sie einen Schal an den Griff Ihrer unscheinbaren schwarzen Reisetasche, dann entdecken Sie sie am Flughafen sofort auf dem Transportband.

4. Ein Schal versteckt den Soßenfleck auf Ihrer Seidenbluse.

5. In den Händen einer sinnlichen Frau wird ein Schal zum inspirierenden Spielzeug im Schlafzimmer.

6. Ein Schal in prächtigen Farben vermag dem Gesicht einer Frau mehr Selbstbewußtsein, Charme und Attraktivität zu verleihen als ein Doktorabschluß in Yale.

Ich bezweifle, daß die Demonstrationsvideos, die manche Kaufhäuser in ihrer Schal- und Tücherabteilung laufen lassen, irgend jemanden inspirieren. Sie sind dämlich und einfallslos. Sie haben mehr davon, wenn Sie sich für einen Samstagabend ein paar Videos von Filmen mit atemberaubenden Schalszenen ausleihen.

Nehmen Sie als erstes *Sleeping Dogs* mit Sharon Stone und Dylon McDermott. Bei ihrem ersten Auftritt schlendert Sharon Stone ganz in Weiß auf ihr weißes Cabrio zu. Sie trägt ein weißes Kostüm (ich tippe auf Chanel), ein weißes Glitzerarmband und einen langen, weißen Chiffonschal, der ihr über den Rücken hinunterflattert. Die wenigsten werden so etwas tagsüber tragen, aber für den Abend ist es ein eleganter, lässiger Look. Sie fährt mit offenem Verdeck – aber geschlossenen Fenstern – davon. (Wahrscheinlich hat sie *Isadora* gesehen.)

In *Die große Liebe meines Lebens* sehen wir Deborah Kerr in einem ähnlichen Outfit – ein weißes Etuikleid mit passendem Mantel und wieder einem weißen Chiffonschal, der hinter ihren Haaren herweht, durchsichtig wie eine Qualle. Ein großartiger Aufzug, um Cary Grant eine knackige, schlagfertige Bemerkung hinzuknallen, die ihn sprachlos macht.

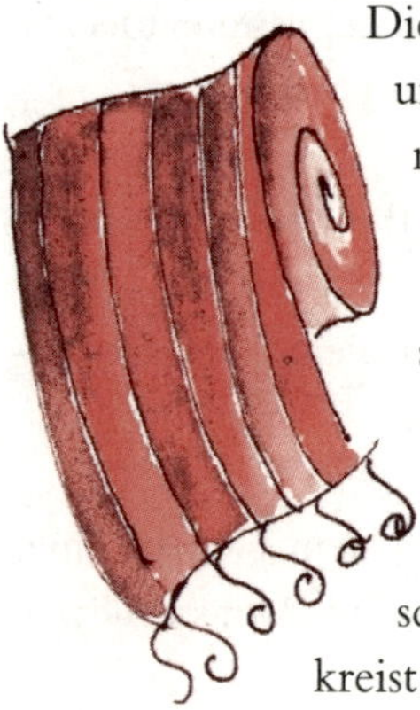

Die schönste aller Schalszenen im Film ist unbestritten das Ende von *Bodyguard*. Whitney Houston sitzt mit ihrem Gefolge in ihrem Privatflugzeug und bittet kurz vor dem Start den Piloten, abzubrechen. Sie steigt aus dem Flugzeug und läuft über das Rollfeld direkt in Kevin Costners Arme. Die Kamera fängt den Schal ein, den sie sich um den Kopf geschlungen hat – schwarzweiß, Schlangenhautoptik –, und kreist von oben über der Szene, als wollte sie ihn von allen Seiten zeigen, während im Hintergrund der Titelsong spielt: *»And I-I-I will always love you-ou-ou.«*

Auch Sie sollten bei keinem Auftritt den Schal vergessen. Vielleicht haben Sie sich vor kurzem einen auf Figur geschnittenen Hosenanzug gekauft. Tragen Sie einen Schal unter dem Jackenkragen wie Fionna in *Vier Hochzeiten und ein Todesfall* in der Szene, in der Hugh Grant an dem Tisch mit all seinen früheren Freundinnen Platz nimmt.

Vielleicht haben Sie ein kurzes, wollenes Trägerkleid in Pflaumenblau, unter dem Sie ein lindgrünes T-Shirt tragen wollen? Toppen Sie das Outfit mit einem Halstuch, in dem beide Farben vorkommen. Sie können sich das nicht vorstellen? Dann sehen Sie sich Uma Thurman in *Lügen haben lange Beine* an, wo die Frau, die Uma spielt, ansonsten keine Geistesleuchte, die Raffinesse besitzt, sich mit einem Nichts von Halstüchlein einen umwerfenden Bohemienlook zu geben. Das soll ihr mal eine nachmachen.

Besser (aus-)sehen mit Brille

Ein gewohnter Anblick kann das Auge so sehr abstumpfen, daß man Abwechslung braucht, um nicht an Langeweile zu sterben. In der Mode ist es genauso. Und ich glaube, genau das ist es, was Stil ausmacht.

BILL BLASS, ZITIERT IN W (Februar 1983)

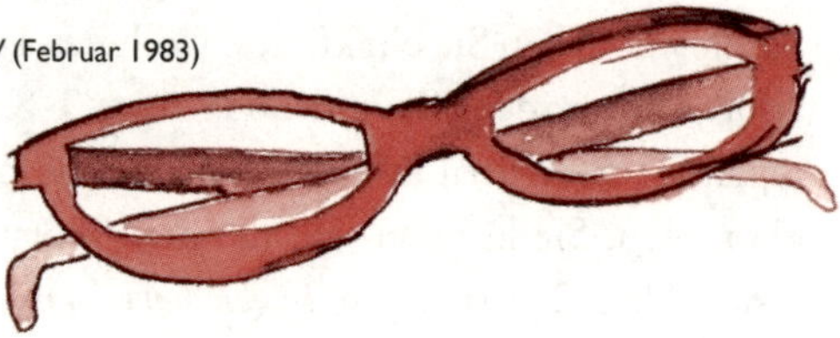

WENN SIE EINE BRILLE TRAGEN, sind Sie möglicherweise eine Trendsetterin. Sie haben einen Grund, einen Anlaß, ja die schlichte Notwendigkeit, ein Accessoire im Gesicht zu tragen. Diejenigen unter uns, die nicht mit Kurz- oder Weitsichtigkeit gesegnet sind, müssen sich schon etwas mehr einfallen lassen, um ihrem persönlichen Stil Ausdruck zu geben. (Oder wir mogeln einfach und nehmen Fensterglas!) Nichts verleiht einem Gesicht mehr Geheimnis, Persönlichkeit und Stil als eine Brille. Denken Sie an Jackie Kennedy Onassis, Audrey Hepburn oder Sophia Loren – alle drei trugen Brille, alle drei prägten damit einen unverwechselbaren Stil.

Vielleicht gehören Sie zu den Teilzeitbrillenschlangen, die mit Vierzig plötzlich eine Lesebrille brauchen. Ärgern Sie sich nicht darüber! Verstecken Sie es nicht! Nehmen Sie es als willkommene Gelegenheit, sich ein besonderes Flair zu geben. Nutzen Sie die preiswerten Lesebrillen aus der Drogerie, um verschiedene Looks auszuprobieren – eine Brille für jede Stimmung, eine schrille, eine seriöse, eine intellektuelle. Experimentieren Sie, bevor Sie eine Preisstufe höher gehen. Sehen Sie sich in der Sonnenbrillenabteilung eines Kaufhauses um, auch dort gibt es Lesebrillen. Oder suchen Sie sich beim Optiker ein hübsches Gestell aus.

Wenn Sie Vollzeitbrillenträgerin sind, zählen Sie es bitte ab jetzt zu Ihren unerläßlichen Pflichten, sich regelmäßig ein aktuelles Modell zuzulegen. Eine Brille, deren Design out ist, wirkt nicht nur altmodisch, sie läßt Sie älter und müder aussehen, als Sie sind. Glänzendes Silber oder Gold im Gesicht macht fast immer alt. Wählen Sie lieber ein farbiges Gestell, das Ihre Augen- oder Haarfarbe aufgreift – Olivgrün, matte Metalle, Schildpatt (hell oder dunkel), Braun, Gelbbraun oder Rot. Farben schmeicheln dem Gesicht. Wenn Sie Ihre Haare naturgrau tragen, probieren Sie ein anthrazitfarbenes Gestell. Es betont das Grau, ohne den Kontrast hart wirken zu lassen, wie es bei glänzendem Silber der Fall wäre.

Die optische Technik bringt ständig neue Entwicklungen auf den Markt. Wenn Sie sich seit Jahren hinter dicken Brillengläsern verstecken, sind Sie reif für ein neues Gesicht. Nichts hindert Sie daran, modische, neue Brillengestelle zu tragen. Lassen Sie sich Zweistärkengläser in einen zierlichen, schmalen Rahmen einsetzen, dann sehen Sie nicht nur besser, sondern Sie sehen auch bedeutend besser aus.

Die Brillenmode legt etwa alle zwei Jahre ein völlig neues Design auf. Gehen Sie ins Kino, und sehen Sie sich an, welche Modelle die Stars tragen. Sie sind zuverlässige Indikatoren für die aktuellsten Trends. Die Brillen der Stars werden Sie auf neue Ideen bringen oder Ihnen zumindest eine Vorstellung davon vermitteln, wohin die Reise geht. Manchmal dauert es ein Weilchen, bis man sich an einen neuen Look gewöhnt hat. Halten Sie die Augen offen, achten Sie auf die Neuerungen, dann sind Sie der Zeit stets ein Schrittchen voraus.

Die Brille ist für viele Leute lebenswichtig. Ich möchte Sie dazu bringen, dieses Utensil wie ein Kleidungsstück zu betrachten und sich eine »Brillengarderobe« aufzubauen. Ich weiß, daß das nicht billig ist, aber bedenken Sie, daß Sie dieses Accessoire Tag für Tag in Ihrem Gesicht tragen. Es prägt Ihren Stil wie kein anderes. Neben der Brille für den täglichen Gebrauch und der Ersatzbrille sollten Sie sich eine für besondere Gelegenheiten anschaffen, vor allem wenn Sie beruflich oder privat häufiger »vor Publikum« auftreten. Diese Brille darf dekorativer, interessanter, auffälliger sein, ein bißchen wie Schmuck.

Wenn Sie bei der Arbeit Brille tragen, sollte Ihr Modell die Botschaft optimieren, die Sie den Menschen vermitteln wollen, mit denen Sie zu tun haben. In einem konservativen Umfeld empfehlen sich klassische Formen – rund, oval, rechteckig oder quadratisch. Wählen Sie eine Form, die Ihre Gesichtszüge vorteilhaft zur Geltung bringt – zum Beispiel eine Rundung, die der Brauenlinie folgt; sie lenkt die Aufmerksamkeit auf die Augen. Außerdem sollten Sie auf entspiegelte Gläser achten. Sie verhindern nicht nur den Spiegeleffekt, sondern sind besonders geeignet für nächtliche Autofahrten und sorgen überdies dafür, daß Ihr Gegenüber Ihre Augen gut sehen kann – fast, als hätten Sie kein Glas in der Brille.

Wenn Sie im Verkauf tätig sind oder sonst viel Kontakt mit anderen Menschen haben, sollten Sie keinesfalls getönte Gläser tragen, denn sie verdunkeln die Augen. Wählen Sie auch keine allzu farbigen Gestelle, da Ihr Gegenüber sonst nur die Brille anstarrt, anstatt zuzuhören, was Sie ihm zu sagen haben. In therapeutischen Berufen empfiehlt es sich ebenfalls, von auffälligen, überladenen Modellen Abstand zu nehmen. Suchen Sie sich eine Brille, die Sie offen und zugänglich wirken läßt. Das vermittelt

Ihren Patienten ein Gefühl von Sicherheit und läßt sie leichter Zutrauen fassen. Wenn Sie die Brille tragen, die Ihrer beruflichen Rolle gerecht wird, bringen die Leute Ihnen automatisch mehr Vertrauen entgegen.

Und wo bleibt die Brille für den Feierabendspaß, für das romantische Dinner, für den Wochenendausflug? Mit der passenden Brille können Sie jeden Aspekt Ihrer Persönlichkeit ins Licht rücken.

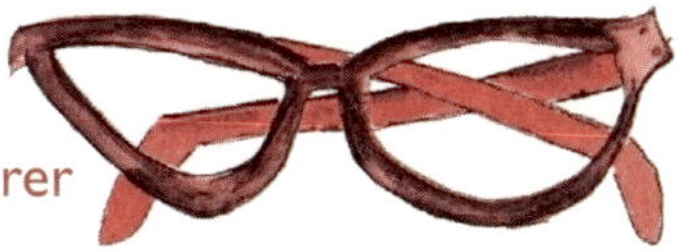

Worauf sollten Sie bei einer Sonnenbrille achten? Hier ist die beste Gelegenheit, sich etwas Großes, Glamouröses zu gönnen. Je größer die Brille ist, desto mehr verdeckt Sie von Ihrer Augenpartie. (Im Vertrauen gesagt: Krähenfüße fühlen sich im Schatten am wohlsten.)

Bei der Wahl der passenden Brille steht also viel auf dem Spiel. Wenden Sie sich deshalb an ein gutes Fachgeschäft. Bei einem Billiganbieter werden Sie nicht das Engagement und die Kompetenz finden, die nötig sind, um genau das Modell zu entdecken, das optimal zu Ihrer Persönlichkeit, Ihrem Beruf und Ihren Gesichtszügen paßt. Reservieren Sie in Ihrem Budget einen festen Posten für Brillen. Eine Brille kann lauter sein als Ihre Stimme – wenn Sie keine Gelegenheit haben, mit der Person am anderen Ende des Raumes zu sprechen, wird sie dennoch Ihr Gesicht wahrnehmen und einen bleibenden Eindruck mitnehmen. Sorgen Sie dafür, daß es ein guter Eindruck ist.

Neben entspiegelten Gläsern können Sie noch etwas anderes für Ihr Gegenüber tun: Legen Sie etwas mehr Make-up auf. Benutzen Sie für das Oberlid einen dunkleren Eyeliner, beim Unterlid gehen Sie dann ein paar farbliche Stufen zurück. Das hebt Ihre Augen stärker hervor. Und achten Sie unbedingt darauf, daß Ihre Augenbrauen nicht hinter dem Brillengestell verschwinden. Sorgen Sie für eine gut konturierte Brauenlinie und halten Sie sie in Form. Da nun die Augenpartie insgesamt betont ist, kommt es darauf an, den Mund im richtigen Verhältnis dazu zur Geltung zu bringen. Zu einem hellen Brillengestell passen helle Lippenstifte. Tragen Sie ein dunkleres Modell, können Sie auch beim Lippenstift tiefer in den Farbtopf greifen. Wenn das Gesamtbild stimmt, sehen Sie mit Brille einfach besser – aus!

Alternativen zu Schönheitsoperationen

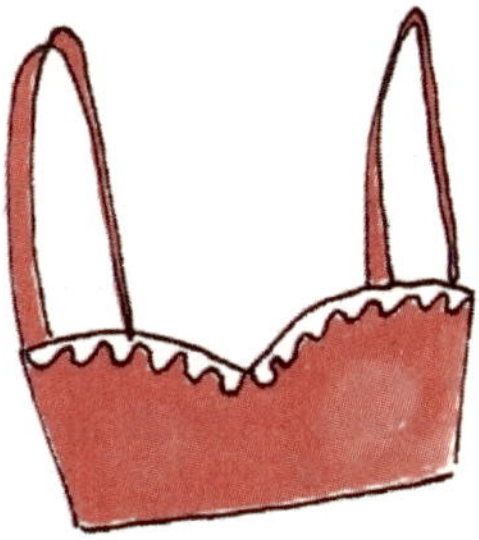

Mir ist nie eine Frau von echtem Chic begegnet, deren Erscheinung nicht vor allem ein äußerer Reflex ihres inneren Wesens war.

MAINBOCHER, ZITIERT IN *VOGUE* (April 1964)

ICH KANN MICH NOCH GENAU an das Gefühl im Magen erinnern – es hatte Ähnlichkeit mit einer Fischvergiftung. Ich stand in einem großen Elektrofachgeschäft und wollte für meine Kinder einen Anrufbeantworter kaufen. Es war der Nachmittag, an dem Phil Donahue in seiner preisgekrönten Talk-Show den Mitschnitt eines Faceliftings zeigte. Auf zweihundertfünfzig Bildschirmen, die sich an drei Wänden des Verkaufsraumes vom Boden bis zur Decke stapelten, konnte man zuschauen, wie der Chirurg das Gesicht aufklappte. Ich erkannte ein Ohr. Alles übrige war eine undefinierbare, wabbelige, blut- und wassertriefende Masse. Der Operateur war Los Angeles' berühmtester Schönheitschirurg, und er erklärte die Prozedur minutiös anhand einer nicht enden wollenden Serie von Nahaufnahmen.

»Ich brauche einen Anrufbeantworter – und wenn Sie mir vielleicht eine Spucktüte besorgen könnten?« wandte ich mich an den nächsten Verkäufer. Die blutigen Bilder wichen nicht von den Bildschirmen, bis ich das Geschäft verließ. Nicht einmal eine Werbepause gab es!

Mein erster Gedanke war damals: Eine solche Behandlung wünsche ich nicht einmal meiner ärgsten Feindin. An diesem Tag beschloß ich, alles zu tun, um für Frauen vernünftige Alternativen zu Schönheitsoperationen zu finden – oder zumindest den Auswirkungen des Alters ihren Schrecken zu nehmen. Nun will ich nicht sagen, gehen Sie nie zu einem Schönheitschirurgen. Man soll niemals nie sagen. Nicht einmal zu blauem Lidschatten. Wer weiß, was einem heute in zehn Jahren einfällt.

Vielleicht haben Sie ja schon Pläne geschmiedet oder sogar Geld dafür zurückgelegt. Ich will Sie nicht aufhalten. Aber ich will Ihnen ein paar Dinge verraten, die Sie schon jetzt tun können und die Ihnen das Gefühl geben werden, Sie hätten bereits ein kleines Lifting hinter sich.

Der Zweck eines Liftings besteht darin, die Auswirkungen der Schwerkraft zu bekämpfen. Was zu hängen beginnt, soll hochgezogen werden. Augenlider, Wangen, Stirnpartie. Die Haut wird hochgezogen und hinter den Ohren oder am Haaransatz festgenäht. Einen ähnlichen Effekt können Sie erzielen, ohne zehntausend Euro auszugeben. Sie brauchen nur zu wissen, wie man am geschicktesten Accessoires im und um das Gesicht plaziert. Bedenken Sie: Ein Schal, dessen Knoten zu tief sitzt, zieht den Blick abwärts statt aufwärts. Probieren Sie es vor dem Spiegel aus. Hängt der Knoten unterhalb der Dekolletélinie, braucht der Blick länger, um zum Gesicht hinaufzuwandern. Plazieren Sie den Knoten dagegen oberhalb des Dekolletés, dirigiert er die Aufmerksamkeit sofort auf Ihr Gesicht. Wozu den Pfeil nach unten weisen lassen, wenn Sie ihn genausogut nach oben zeigen lassen können? Das läßt Sie jünger und größer erscheinen.

Genauso sollten Ohrringe den Blick Ihres Gegenübers möglichst schnell auf die Augen lenken. Studieren Sie beim Anprobieren von Ohrringen an Ihrem Spiegelbild, wohin der Schmuck den Blick lenkt. Probieren Sie verschiedene Ohrringe aus. Achten Sie darauf, wie schnell der Blick bei den Augen ankommt. Das Paar, bei denen das am schnellsten geht, sollten Sie kaufen.

Diese Ohrringe schlagen der Schwerkraft ein Schnippchen und lassen Sie jünger aussehen.

Manche Ohrringe sitzen auf dem Ohrläppchen zu weit unten. Sie ziehen den Blick in Richtung Hals statt auf die Augen – abwärts statt aufwärts.

Ohrlöcher, die sich mit den Jahren zu einem länglichen Schlitz ausgeweitet haben, ziehen den Blick ebenfalls nach unten und lassen Sie älter aussehen. Das läßt sich entweder durch einen kleinen chirurgischen Eingriff korrigieren, oder Sie lassen sich – vorausgesetzt, Ihre Ohrläppchen sind groß genug – neue Ohrlöcher über den alten stechen. Dann sollten Sie allerdings keine Ohrgehänge tragen, sondern Ohrschmuck, der die alten Ohrlöcher verdeckt.

Unsauber gezupfte oder durchsichtige Augenbrauen lassen die Gesichtszüge optisch erschlaffen. Den schnellsten Liftingeffekt erzielen Sie, indem Sie Ihre Brauen in Ordnung bringen. Die Augenbrauen dünnen mit zunehmendem Alter oft aus, oder sie haben sich nach zu häufigem Zupfen oder Bleichen in früheren Jahren nicht regeneriert. Lassen Sie sich die Augenbrauen von einer Kosmetikerin in Form bringen und schminken Sie sie in Ihrer ursprünglichen Farbe, entweder mit einem Wimpernkämmchen und Augenbrauenpuder oder mit einem Augenbrauenstift.

Wenn Sie eine Anstecknadel auf dem Jackenrevers tragen, achten Sie auf die richtige Plazierung. Sie sollte in einer Linie mit der Kontur Ihres Gesichts oder Ihrer Frisur sitzen. Auch das sorgt dafür, den Blick direkt auf Ihr Gesicht zu lenken. Eine Anstecknadel, die zu weit davon entfernt, ohne Beziehung zu Ihren Gesichtszügen, auf der Schulter sitzt, sieht aus, als wäre sie auf der Flucht. Das lenkt ab. Sie darf aber auch nicht zu tief sitzen. Nur wenn sie dem Kinn näher als dem Dekolleté ist, lenkt sie die Aufmerksamkeit auf Ihr Gesicht und nicht nach unten.

Arbeiten Sie mit Ihren Haaren. Eine gestylte Frisur sorgt für einen optischen Anziehungspunkt in Augenhöhe. Ein Haarschnitt, der Ihre Augen durch einen Winkel in der Schnittlinie oder auch durch Locken oder Wellen betont, hat ebenfalls einen stark »liftenden« Effekt. Wenn Sie wollen, lassen Sie sich Strähnchen färben – sie wirken wie Lichtreflexe, die die Augenpartie umspielen.

Falls Sie eine Brille tragen, prüfen Sie vor dem Spiegel, ob der Akzent auf Ihren Augen liegt oder eher auf den Wangen. Gehen Sie zum Optiker und probieren Sie verschiedene Gestelle aus. Achten Sie wieder darauf, wohin und in welchem Tempo der Blick des Betrachters gelenkt wird. Die großen Brillen, die man in den Achtzigern getragen hat, betonten die Wangen stärker als die Augen. Wählen Sie ein Brillengestell, das Ihre Augen in den Mittelpunkt der Aufmerksamkeit rückt.

Wenn Sie den einen oder anderen meiner Ratschläge beherzigen, wird die Schwerkraft bei Ihnen kein leichtes Spiel mehr haben. Gemeinsam bewirken diese Elemente – Augenbrauen, Frisur, Plazierung von Anstecknadeln, Ohrschmuck und Halstüchern – einen Effekt, über den Sie staunen werden. Sie werden jünger und gesünder aussehen, und das wirkt sich, wie wir alle wissen, positiv auf das subjektive Wohlbefinden aus. An den harten Fakten läßt sich nichts ändern – das Geburtsdatum im Personalausweis läßt sich leider nicht überschminken –, aber das Gesetz der Schwerkraft läßt sich mit diesen einfachen Tricks zumindest beugen. Dabei sind unsere Mittel legal und kosten nichts. Folgen Sie meinen Anweisungen, integrieren Sie diese Tricks in Ihren Alltag, und dann schauen Sie nach einem Weilchen wieder in den Spiegel, und fragen Sie sich, ob Sie wirklich einen Schönheitschirurgen brauchen.

Bei den Herren der Schöpfung abkupfern

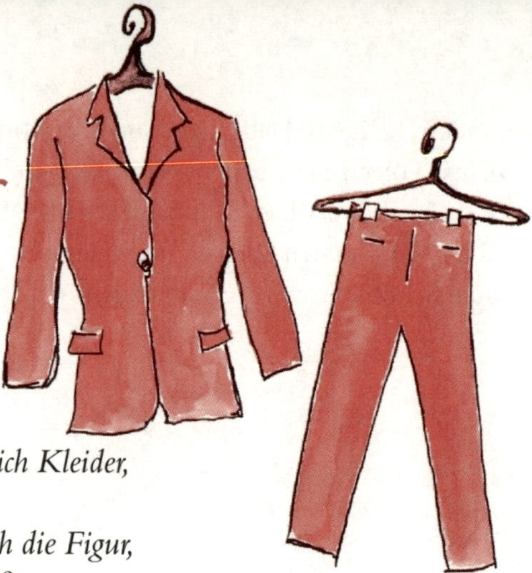

Ein Mann wünscht sich Kleider,
die ihm passen;
eine Frau wünscht sich die Figur,
die in ihre Kleider paßt.

EDGAR WATSON HOWE:
COUNTRY TOWN SAYINGS

VON DER FREIZEITKLEIDUNG EINMAL abgesehen, haben es die Männer einfacher. Ich meine, was ist simpler als ein Anzug? Wenn Sie nach einem schönen, einfachen Rezept suchen, immer gut angezogen zu sein, kopieren Sie das Prinzip des Anzugs; es hat sich seit Jahrzehnten bewährt. Der größte Vorteil eines Anzugs – oder seines weiblichen Pendants, des Kostüms – ist der, daß er idiotensicher ist. Rock und Jacke oder Hose und Jacke aus dem gleichen Stoff, selbst wenn es ein legerer Freizeitstoff ist, wirken automatisch gepflegt und elegant. Und es ist kinderleicht, die Botschaft eines Anzugs oder Kostüms zu variieren. Je seriöser es wirken soll, desto dunkler sollte die Farbe und desto dezenter das Muster sein. Feingewebte Textilien lassen sich übersetzen mit »Autorität«; lockere, deutlich strukturierte Stoffe dagegen signalisieren Zugänglichkeit und Unkompliziertheit.

Während Männer sich bei der Auswahl des Hemdes üblicherweise auf ein begrenztes Farbspektrum beschränken, können

Frauen sich hier austoben. Machen Sie ein Farbenstatement. Lassen Sie die Farbkontraste knistern, knallen, explodieren. Tragen Sie eine auberginefarbene Bluse zum olivgrünen Anzug, ein khakifarbenes Top zu einem Kostüm in Camel, kombinieren Sie Schwarz mit Lindgrün, Anthrazit mit Wassermelone.

Wenn Sie das Herumprobieren mit zusammengepuzzelten Einzelstücken Ihrer Schwägerin überlassen wollen und sich für ein Kostüm entscheiden, rate ich Ihnen, zu tun, was jeder Mann tun würde – bestehen Sie auf erstklassigen Schnitt und perfekten Sitz. Machen Sie im Kaufhaus einen Abstecher in die Herrenabteilung, und beobachten Sie den Hausschneider bei seiner Zauberei – wie er mit Kreide die Stellen markiert, an denen die Naht weiter oder enger gemacht, ein Stück herausgelassen oder eine Kleinigkeit gekürzt werden muß. Männer verlangen im Leben eine Menge Dinge, an die Frauen gar nicht zu denken wagen. Für einen Mann ist es selbstverständlich, ein neues Kleidungsstück seinem individuellen Körperbau anpassen zu lassen. Eine Frau geht bei der Anprobe davon aus, daß das Kleidungsstück sitzen muß, so wie es ist. Ist das nicht der Fall, denkt sie automatisch, daß mit ihrer Figur etwas nicht stimmt. Männer stellen nie ihre Figur in Frage. Die gleiche Szene in der Umkleidekabine der Herrenabteilung: Ein Mann probiert einen Anzug an, der nicht richtig sitzt. Er denkt: »Das werden wir gleich haben«, und läßt den Hausschneider kommen.

Bevor Sie sich ein tolles Kostüm aus dem Kopf schlagen, weil es nicht sitzt, probieren Sie es in einer anderen Größe. Vielleicht paßt die nächstgrößere Nummer an der Hüfte, aber nun ist die Taille zu weit. Kein Problem – jetzt ist die Hausschneiderin gefragt. Änderungen sind eine schöne Sache. Bestehen Sie darauf. Es ist ein gutes Gefühl, Ihrem einzigartigen Körper Respekt zu verschaffen und ihm mit perfekt sitzender Kleidung zu huldigen.

Kaufen Sie sich schicke Gürtel lieber in der Herrenabteilung.

Dort finden Sie oft bessere Qualität und interessantere Materialien zu niedrigeren Preisen als in der Damenabteilung. Meist können Sie sich die Länge gratis an Ihr Maß anpassen lassen. Oder Sie bringen den Gürtel zu Ihrem Schuster. Ein Gürtel sollte bei bequemem Sitz den Dorn im dritten von fünf Löchern haben.

Suchen Sie einen schönen Schal zu Ihrem Wintermantel oder ein Halstuch, das Sie an einem kühlen Herbsttag zu Wildlederjacke, Jeans und Stiefeln tragen können? Dann sollten Sie Ihre Manolo-Blahnik-Stiefeletten in ein gutes Herrenausstattergeschäft lenken. Dort finden Sie flauschige Chenille, wunderbar weiche Wollschals in klassischen Karos, bedruckte Stoffe, die wie moderne Kunst aussehen, fantastische Farbkombinationen, großartige Materialien. Bei Herrenkonfektion sind erstklassige Stoffqualität und endlose Varianten von Mustern eine Selbstverständlichkeit. Also gehen Sie gleich zu den Experten und beweisen Sie Originalität bei der Auswahl.

Ein Mann erwartet, daß seine Kleidung lange hält. Er bezahlt gern für Qualität. Er merkt sich den Unterschied zwischen dem billigen Anzug, dessen Futter nach ein paar Reinigungen eingelaufen war, und dem teureren mit dem von Hand eingenähten Futter, das dem Sakko jahrelang die Form erhalten hat. **Qualität hat ihren Preis – bezahlen Sie ihn bei Kleidungsstücken, die Sie lange behalten wollen.**

Halten Sie Ihr Schuhwerk in Schuß. Ungepflegte Schuhe lassen den ganzen Menschen ungepflegt wirken. Tragen Sie die abgelaufenen Absätze pünktlich zum Schuster, dann sehen Ihre Schuhe jederzeit wie neu aus – und Sie selber auch.

Und noch ein Rat zum Schluß: Bewahren Sie an der Kasse ruhig Blut. Wenn Sie für einen Mann ein komplettes Outfit zusammenstellen, hält er Sie für ein Genie, zückt an der Kasse seine Kreditkarte und bezahlt, was auch immer es kostet, ohne mit der

Wimper zu zucken. Eine Frau dagegen filtert jeden ihrer Käufe durch das »Bin-ich-es-wert«-Sieb und verliert an der Kasse die Nerven. Bleiben Sie ruhig, schöne Frau! Sie sind es wert, Sie sind noch viel mehr wert! Straffen Sie die Schultern, stehen Sie gerade und gönnen Sie sich den Kauf. **Setzen Sie sich selbst an die erste Stelle. Seien Sie egoistisch. Alles ist bestens.**

Stoffe mit Qualitäten

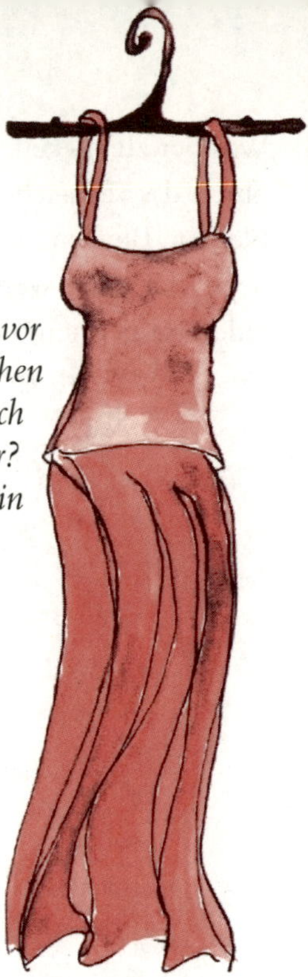

Ich trage immer lange Hosen, zum Schutz vor dornigen Sträuchern und Schlangen. Und sehen Sie diesen Korb? Darin habe ich alles, was ich brauche. Ich sehe furchtbar aus, nicht wahr? Aber das ist mir egal – ich fühle mich wohl in den Sachen.

KATHERINE HEPBURN, ZITIERT IN *KATE* VON CHARLES HIGHAM

ALS WIR NOCH ZWANZIG WAREN, machten wir uns über Stoffe keine Gedanken. Wir waren Mitglieder im Naturfasernclub. Alles, was nicht aus Baumwolle, Leinen, Wolle oder Seide bestand, war des Teufels. Polyester überließen wir den Rentnern, den zigarrenpaffenden und zotenreißenden Gebrauchtwagenhändlern in der Provinz und den Touristen, die im Februar in San Francisco einfielen und Fisherman's Wharf stürmten. Unsere Mütter erlagen der Faszination des Polyesters, weil es sie für den Rest ihrer Tage vom Bügelbrett befreite. Wir Töchter waren entsetzt. Weshalb begriffen unsere Mütter nicht, daß Polyester ungesund war? Wäschestärke, Sprühflaschen und Bügeleisen waren doch Lappalien, gemessen an den Segnungen von Naturfasern.

Während wir schon beim Anblick von Polyester Pickel bekamen, war den meisten von uns nicht klar, wie viele chemische

Prozesse eine Naturfaser durchläuft, bevor sie auf unserer Haut landet – vom Färben über das Reinigen bis zum Veredeln. Je weicher ein Stoff ist, desto mehr Chemie hat er abbekommen. Die natürlichste aller Naturfasern ist im übrigen Jute – möchten Sie Jute tragen?

Derlei Prinzipienreiterei heute noch zu praktizieren und auf alles zu verzichten, was nicht zu hundert Prozent aus Naturfasern besteht, wäre etwa so versponnen wie zu sagen: »Nein, danke, ich bleibe bei meiner mechanischen Schreibmaschine, auch wenn ich dafür keine Farbbänder mehr bekomme. Ein Computer kommt mir nicht ins Haus.« Die heutige Chemieindustrie will nur Ihr Bestes, wirklich!

Der technische Fortschritt bringt in einem fort neue Textilien auf den Markt. Und als umweltbewußte Verbraucherinnen sollten wir uns darüber freuen, daß sogar die Zwei-Liter-Colaflaschen via Recycling zu Textilien verarbeitet werden. Das schmuseweiche, mollig-warme Fleecefutter Ihrer Freizeitjacke war in seinem früheren Leben ein Kasten Plastikflaschen.

In den Siebzigern waren Kunstfasern so verpönt, daß man in einer Polyesterbluse angeschaut wurde, als liefe man in einer Plastiktüte herum. Heute sind Polyesterstoffe sehr fein, sehr fest und zudem atmungsaktiv. Sie fühlen sich natürlicher als Naturfasern an, tragen sich besser und sind oftmals schmutzabweisend.

Eines meiner liebsten Polyestergewebe ist Microfaser. Sie ist atmungsaktiv und wasserabweisend, sie ist leicht, weich, seidig und fällt tadellos. Die Fadenstärke ist hundertmal kleiner als ein menschliches Haar. Deshalb fühlt sich das feine Gewebe so toll an und ist doch enorm stabil – versuchen Sie mal eine Stecknadel durchzustoßen! Wenn man damit in den Regen kommt, perlt das Wasser widerstandslos ab und tropft zu Boden – daher ist Microfaser das perfekte Material für Regenmäntel, Freizeitjacken, Schuhe, Stiefel und Handtaschen. Wegen seines geringen

Gewichts – viel weniger als Leder – ist es bei den Designern der Schuh-, Taschen- und Mäntelhersteller beliebt, die es in ihren Entwürfen für die Haute Couture bevorzugt verwenden und mit Leder nur noch dekorative Akzente setzen. Sie sehen also: Die moderne Textiltechnologie ist ein segensreicher Wirtschaftszweig, und es würde nicht schaden, wenn Sie Ihre Mutter gelegentlich dafür um Entschuldigung bitten, daß Sie immer so rechthaberisch waren!

Moderne Textilfasern bewähren sich auch im Sport. Baumwolle ist untauglich, wenn Sie Sport treiben, weil sie feucht wird, sobald man schwitzt. Ist die Luft kälter als die Körpertemperatur, verdunstet der Schweiß zwar, aber man kühlt rasch ab und riskiert eine Erkältung. Beim Radfahren, Joggen oder Rollerskaten möchte man sich verausgaben und trotzdem trocken bleiben. Dafür eignen sich die neuen Textilien, die die Feuchtigkeit aufsaugen. Ansonsten ist das beste Material für Sport Wolle, da sie im Winter warm und im Sommer kühl hält.

Sportkleidung, die diesen Komfort bietet, trägt sich nicht nur angenehmer, sie stärkt auch Ihre Motivation und Ihr Durchhaltevermögen. Denn wenn man auf die entscheidenden Kleinigkeiten achtet – zu denen bequeme Kleidung zweifellos zählt –, macht man auch rascher Fortschritte.

Die beste Adresse, um neue Textilien und Verarbeitungsvarianten kennenzulernen, ist die Sportswearabteilung Ihres Kaufhauses, wo aufgrund des niedrigeren Preisgefüges neue Fasern auf ihre Markttauglichkeit geprüft werden. Wird ein Stoff hier vom Kunden angenommen, klettert er in der Hierarchie der Bekleidungsindustrie höher und wird als nächstes in der Freizeitkleidung verarbeitet, dann in der Businesskleidung und schließlich in der Abendgarderobe.

Erinnern Sie sich an den Siegeszug von Lycra? Sie sind ihm vermutlich zum ersten Mal beim Kauf von Leggings und Gymnastikhosen begegnet, heute wird es in fast allen Stoffen verarbeitet. Lycra ist eine hochtalentierte Faser. Schon in kleinen Anteilen (zwei bis vier Prozent) verleiht sie einem Gewebe nachhaltige Formstabilität, das heißt, sie macht Stoffe strapazierfähig, knitterfrei und glatt (für uns Vierzigjährige ein großer Pluspunkt). Ein Hosenanzug mit Lycraanteilen bietet Dehnbarkeit in beide Webrichtungen, was die Bewegungsfreiheit etwa an Schultern und Armen erhöht. Kleider können körpernäher zugeschnitten werden, weil Lycra dennoch Bequemlichkeit garantiert. Andere Gewebe würden spannen, sich verziehen oder an den Nähten aufreißen. Lycra wird Woll-, Seiden-, Baumwoll- und inzwischen auch Leinenstoffen beigemengt, was vor allem letztere deutlich knitterfreier macht.

Brauchen Sie eine **Top-Figur**, um anliegende Kleidung zu tragen?

Nicht, wenn den Stoffen Lycra beigemischt ist. Sie wählen vielleicht eine Nummer größer, damit sich das Kleidungsstück nicht allzu eng anfühlt, aber bitte haben Sie keine Scheu, Formen zu zeigen. Die modernen Stoffe bieten ungeahnte Möglichkeiten, Ihre Rundungen zu betonen.

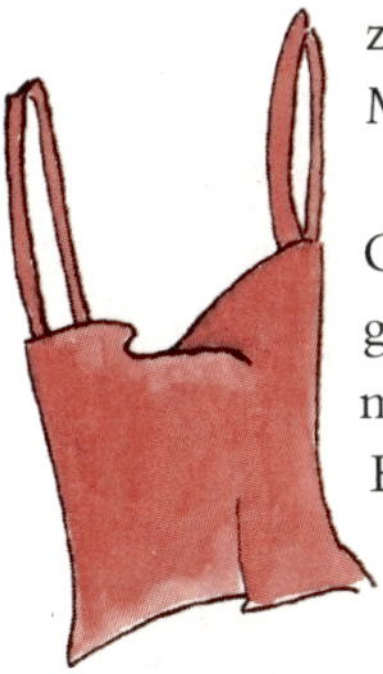

Stoffe, die locker fallen – zum Beispiel Crêpe de Chine, Jersey oder Rayon –, schmeicheln der Figur und eignen sich besonders für üppigere Formen, weil sie die Rundungen elegant überspielen. Ein festerer Stoff, der ein gewisses Eigengewicht hat, hält ein wenig Abstand vom Körper und zeichnet nicht jedes Röllchen nach.

Dicke Stoffe tragen auf. Dünne und weich fallende Stoffe machen schlanker. Nancy Reagan trug Kostüme aus Bouclé. Sie war ein zierliches Persönchen, deshalb konnte sie sich einen auftragenden Stoff leisten. Barbara Bush hätte man dazu nicht geraten – sie hätte wie ein dickes Kind im Schneeanzug ausgesehen.

Wenn Sie aus den Etiketten, auf denen die Zusammensetzung des Gewebes steht, nicht schlau werden oder darauf Fasern genannt sind, die Ihnen nicht geläufig sind, wenden Sie sich an eine Verkäuferin. Erkundigen Sie sich, ob sie Erfahrungen mit dem Material hat. Gab es bei dem Stoff schon Reklamationen? Wenn nicht, halten Sie sich genau an die Pflegeanweisungen. Die Hersteller tun ihr Bestes, um die optimale Pflege für die neuartigen Mischungen herauszufinden, aber manchmal irren sie sich trotzdem. Wenn das Kleidungsstück nicht hält, was es verspricht, bringen Sie es zurück und verlangen Sie die Erstattung des Kaufpreises.

Fit, fett oder Fake

Ich glaube, Selbstbewußtsein ist das Wichtigste auf dem Weg zum Meistertitel.

BILLIE JEAN KING, ZITIERT VON MARLENE JENSEN IN *THE SPORTSWOMAN* (November/Dezember 1973)

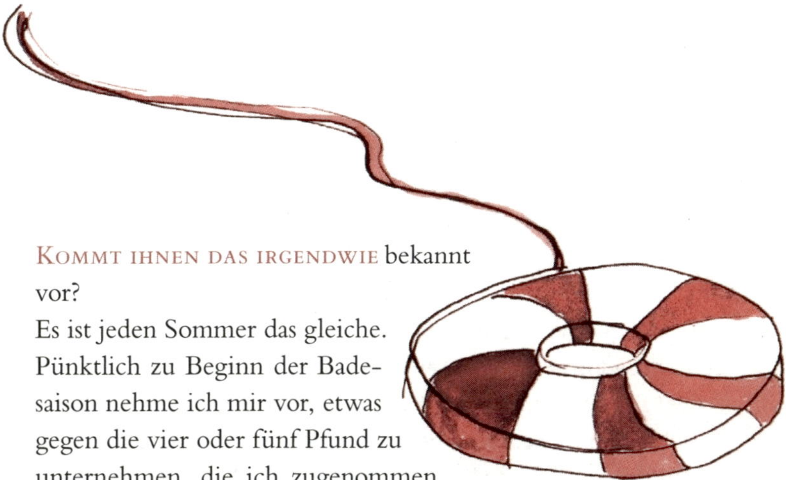

KOMMT IHNEN DAS IRGENDWIE bekannt vor?
Es ist jeden Sommer das gleiche. Pünktlich zu Beginn der Badesaison nehme ich mir vor, etwas gegen die vier oder fünf Pfund zu unternehmen, die ich zugenommen habe – zusätzlich zu den fünf Pfund aus dem letzten Jahr, an die ich mich mittlerweile gewöhnt habe. Auf dem Zeitschriftenständer im Supermarkt lese ich die fetten, roten Schlagzeilen: Zehn Pfund abnehmen in zehn Tagen. Das ist nichts für mich.

Ich nehme mir vor, Kalorien zu zählen, aber leider ist Pfirsichsaison. Kann ich etwas dafür, daß ich den besten Pfirsichkuchen im Umkreis von hundert Meilen backe? Ich habe mir schon überlegt, ob ich ihn vielleicht mit fettfreiem Joghurteis serviere statt mit der Vanille-Sahneeis-Kalorienbombe, die eigentlich dazugehört. Aber vergessen Sie's – ich hab's ausprobiert, und es schmeckt gräßlich.

Ich könnte jeden Morgen nach dem Aufwachen erst mal eine Runde joggen – aber dummerweise habe ich neue Bettwäsche gekauft. Sobald ich morgens die Augen aufschlage, schwelge ich in einem Blumenmeer – Iris, weiße und rosa Rosen, blaue Glockenblumen. Wozu soll ich in die Ferne schweifen, wenn ich die Blumenpracht hier im Bett genießen kann?

Ich könnte mich von meinem Liebsten trennen. Das würde bestimmt fünf, sechs Pfund bringen. Aber eigentlich ist er ganz nett. Außerdem trägt er Kontaktlinsen, die er abends vorm Zubettgehen herausnimmt. Von da an sieht er die Welt nur noch verschwommen. Das mag ich so an ihm.

Es muß doch auch einen einfacheren, sanfteren Weg geben!

Die Lösung liegt zum Greifen nah – ich brauche mich nur an meine eigenen Modetipps zu halten! Denn es gibt Wege, in Windeseile abzunehmen, zumindest optisch, ganz ohne Diät und sportliche Aktivitäten. Und fürs erste reicht es mir völlig aus, nur dünner auszusehen, nicht dünner zu sein. Ich werde zehn Pfund in zehn Minuten abnehmen, auf meine Art.

Der Blick in den Spiegel zeigt mir, daß ich immer noch meine übliche Figur habe, nur etwas dicker. Bis auf die Augenbrauen – sie sind dünner geworden. Ich ziehe sie mit dem Augenbrauenstift nach, und schon habe ich die Aufmerksamkeit auf meinen samtigen Pfirsichteint gelenkt, wo sie mir willkommen ist.

Nächste Station, die Schultern. Sollen sich die New Yorker Designer streiten, was besser ist, mit oder ohne Schulterpolster – ich weiß, daß schon ein kleines Polster meine Schultern gegenüber den Hüften in Vorteil bringt. Das macht vier Pfund wett. Der Heimtrainer kann im Keller bleiben.

Dann der Busen. Im Spiegel sehe ich, daß mein Busen nicht mehr da sitzt, wo er hingehört: in der Mitte zwischen Schultern und Taille. Er sitzt knapp eine Handbreit tiefer. Ein hängender Busen läßt einen dicker wirken, als man tatsächlich ist. Ich ziehe die BH-Träger straffer, bis die Proportionen wieder stimmen. Verblüffender Effekt. Drei Pfund weniger.

Dann die Taille. Ein enggeschnallter Gürtel läßt den Bauch hervortreten. Enger wirkt niemals schlanker, sondern immer fetter. Ich schnalle ihn ein, zwei Löcher weiter, das sieht lockerer aus – wieder ein Pfund weg. Das ist leichter als Kuchenstreusel kneten.

Zwei Pfund muß ich noch loswerden. Jetzt sind die Hosen an der Reihe. Zu knapp sitzende Kleidung (eine Naht, die spannt, oder eine Falte, die aufsteht statt flach zu liegen) macht immer dick, selbst wenn man gertenschlank ist. Eine Nummer größer läßt einen eine Nummer kleiner aussehen. Ich weiß Bescheid.

Es fiel mir unglaublich schwer, mich mit einer neuen Konfektionsgröße (einer Nummer größer) anzufreuden, bis ich den Effekt erlebte. Ich war mit meiner Tochter – einem gnadenlos kritischen Teenager – bei GAP in der Umkleidekabine und schlüpfte zum ersten Mal in eine Größe 42. Die Beinkleider saßen bequem und locker. Meine Tochter sagte: »Sieht super aus, Mom. Kauf sie.«

So kam ich zu einem Paar Jeans in einer bequemen Größe, was sich heute morgen als Vorteil erwies. Ich stellte mich seit langem zum ersten Mal wieder auf die Waage – das kommt bei mir so häufig vor wie Dachfenster putzen. Sie zeigte hundertfünfundvierzig Pfund an, eine Zahl, die ich noch nie gesehen habe, außer auf einem Kontoauszug. Drastische Maßnahmen waren angesagt. Na gut, dachte ich, zog meine Augenbrauen nach, straffte die BH-Träger, suchte mir eine Bluse mit Schulterpolstern, schlüpfte in meine neuen Jeans, schnallte den Gürtel weiter und hatte den Kopf wieder frei für andere Dinge.

Zum Mittagessen traf ich mich mit meiner Freundin Marie. Beim Essen – Gemüse und Reis in grüner Kokosnußsoße – gerieten wir uns fast in die Haare. Sie behauptete, ich hätte abgenommen. Ich sagte, sie irre sich. Sie fuchtelte mit ihrer Frühlingsrolle vor meinem Gesicht: »Natürlich hast du abgenommen. Das sehe ich doch.« Ich lenkte ein: »O. k., o. k., du hast recht. Ich habe zehn Pfund abgespeckt. Wenn du ein Dessert ausgibst, erzähle ich dir, wie.«

Was anziehen zum Klassentreffen?

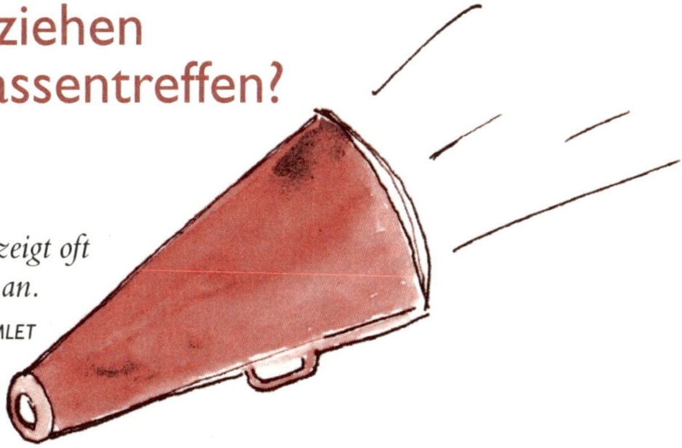

Das Gewand zeigt oft den Menschen an.

SHAKESPEARE: *HAMLET*

EINES TAGES FINDEN SIE im Briefkasten eine Einladung. Der Poststempel kündet von fernen, längst vergangenen Zeiten. »Liebe Klassenkameradin«, steht da, »wir planen ein Jubiläumstreffen, auf dem Du keinesfalls fehlen darfst.« Vor Ihrem inneren Auge ziehen Robert Frank, Susie Shelby und Kathy Martin vorbei. Während Sie die Rückantwort ausfüllen und den Umschlag zukleben, überlegen Sie, ob Roger Ellison wohl immer noch im Gefängnis sitzt. Nachdem Sie den Brief in den Kasten geworfen haben, werfen Sie einen Blick auf den Kalender – genau sechs Wochen noch, um Tag und Nacht fieberhaft darüber nachzudenken, was Sie anziehen sollen. Ihnen ist klar, daß sich alle anderen bestens auf dieses Event vorbereiten werden. Jeder wird die alten Klassenfotos herauskramen und versuchen, sich an die Gesichter zu erinnern. Seien Sie schlau. Warten Sie nicht bis zur letzten Minute. Klären Sie die Kleiderfrage früh genug, damit Sie, wenn der Tag gekommen ist, entspannt und locker »Sie selbst« sein können – Sie hatten schließlich fünfundzwanzig Jahre Zeit, dieses Selbst zu perfektionieren.

Damals waren Sie vielleicht ein unscheinbares Gesicht in dem Pulk, der vor dem Zimmer des Direktors gegen die Schuluniform protestierte. Heute ist es an der Zeit, hervorzutreten und wahrgenommen zu werden. Sorgen Sie dafür, daß man Sie gleich am ersten Abend bemerkt. Wählen Sie die richtigen Farben – mit einer Bluse oder einem Kleid in Ihrer Augenfarbe werden Sie alle Blicke auf sich ziehen. Es gibt modische Kleidung in allen Blau- und Grünnuancen, Sie werden kein Problem haben, genau den richtigen Farbton zu finden – von klarem Yves-Klein-Blau über Rauchblau und Azurblau bis zu Salbeigrün, Aquamarin oder Meerschaum. Für die braunäugigen Schönheiten reicht die Palette von Bitterschokolade bis Rosenholz.

Riskieren Sie den Bankrott, wenn es sein muß – aber bringen Sie auch Ihre Haarfarbe in Ihrem Outfit unter, egal ob in der Kleidung oder den Accessoires. Schuhe, Gürtel und Handtasche in einem leuchtenden Rotbraun werden die Blicke Ihrer Klassenkameraden direkt auf Ihr kastanienbraunes Haar dirigieren. Honigblonde erzielen den gleichen Effekt mit grünlich bis goldgelben Tönen, Aschblonde mit Nuancen von Taupe, Rothaarige mit Rost- oder Ziegelrot. Schwarzhaarige sehen in Schwarz oder Anthrazit fantastisch aus. Graues Haar bringt man mit weichen Metallfarben wie Silber oder Platin am besten zur Geltung. Besonders eindrucksvoll wirkt ein einfarbiges Outfit, von Kopf bis Fuß in einem Ton, wenn die Farbe mit feinem Gespür auf Teint, Haar- und Augenfarbe abgestimmt ist. Und wo, wenn nicht auf dem Klassentreffen, wollen Sie eindrucksvoll wirken? Es ist an der Zeit, dem Dummkopf, der Ihnen damals in der zehnten Klasse wegen Renée Deasdale den Laufpaß gegeben hat, klarzumachen, daß er einen tragischen Fehler begangen hat.

Wenn Sie auf dem Klassentreffen eine alte Liebe neu entfachen wollen, sollten Sie auf Ihre zarte Haut hinweisen, indem Sie Stoffe in den hellen Pfirsich- und Rosatönen Ihres Teints tragen. Wählen Sie Materialien, die zum Anfassen einladen – Seide, leichtes Kaschmir, Samt –, und Sie werden unwiderstehlich sein. Vergessen Sie bitte nicht, Ihre Augenbrauen nachzuziehen, die vermutlich ein bißchen ausgedünnt sind. Das gibt Ihrem Gesicht einen natürlichen Rahmen, ohne den Ihre Gesichtszüge blass wirken.

Sollten Sie so schlank geblieben sein, daß Sie immer noch in die gleiche Konfektionsgröße wie in der Schulzeit passen, haben Sie ein Problem. Wenn Sie nicht aufpassen, könnte es Ihnen passieren, daß Sie ins Büro des Direktors zitiert werden – nämlich dann, wenn Sie immer noch den gleichen Stil wie damals tragen. Werfen Sie einen kritischen Blick in den Spiegel, und prüfen Sie, ob Sie mit der Zeit Schritt gehalten haben und sich nach der aktuellen Mode kleiden.

Sollten Sie zu denen gehören, die ein paar Kilo zugenommen haben, steigen die Chancen, daß Sie sich in letzter Zeit neu eingekleidet haben. Es ist wichtig, zeitgemäße Mode zu tragen, denn das läßt Sie jugendlich aussehen.

Ein paar zusätzliche Pfunde lassen sich diskret vertuschen, wenn Sie diese Tipps befolgen:

1. Tragen Sie keine zu engen Sachen. Eine Nummer größer läßt Sie eine Nummer schlanker aussehen. Außerdem machen Sie in locker fallender, bequem sitzender Kleidung einen wohlhabenden Eindruck. Kleider, bei denen die Nähte spannen, wirken armselig.

2. Stellen Sie eine vertikale Linie her, indem Sie oben und unten die gleiche Farbe tragen. Ein Ton-in-Ton-Ensemble in

Schwarz, Marine oder Pflaume läßt den Blick des Betrachters auf- und abwandern – mit dem Effekt, daß Sie schlanker wirken. Wer hat damals behauptet, Geometrie würden Sie im Leben nie brauchen?

3. Schlaffe, hängende Schultern lassen Sie dicker aussehen, als Sie sind. Wenn Sie Pech haben, untersetzt. Tragen Sie ein Oberteil mit Schulterpolstern, das strafft die Schulterlinie. Außerdem läßt die optische Betonung der Schultern Ihre Hüften schmaler erscheinen.

Waren Sie in der Schulzeit immer das Dummchen, dem keiner Respekt entgegenbrachte? Dann sollten Sie an Ihren Klassenkameraden ein wenig Farbpsychologie ausprobieren. Tragen Sie Marineblau, Schwarz oder Anthrazit und dazu reines Weiß. Der starke Kontrast sendet ein deutliches Signal: »Mit mir ist nicht zu spaßen.« Ein klarer Stoff ohne Firlefanz, in guter Qualität, verschafft Ihnen ebenfalls einen souveränen Auftritt.

Waren Sie Jahr für Jahr die Klassenbeste, haben Sie den Kopf immer nur in Bücher gesteckt? Dann haben Sie wahrscheinlich Lust, diesen Clowns mal zu zeigen, daß Sie auch eine sinnliche Seite haben. Tragen Sie fließende Stoffe – zum Beispiel einen Jerseystrick. Lassen Sie die Brille zu Hause und setzen Sie die Kontaklinsen ein. Zeigen Sie Ihre Schultern. Ein verführerisches Dekolleté, durch einen geeigneten BH gestützt, kann auch nicht schaden. Genießen Sie es, wie den Jungs, die Sie immer gehänselt haben, die Kinnlade runterfällt.

Aber auch für diejenigen, denen zweimal im Jahr eine Schwangerschaft angedichtet wurde, weil ihnen die Jungs nicht von den Fersen wichen, gibt es Rat. Damals hat man Sie immer nur von der Taille abwärts wahrgenommen. Das läßt sich ändern, wenn Sie steife, feste Stoffe tragen, keine anliegenden

Schnitte, am besten einen Nadelstreifen. Die strengen, vertikalen Linien werden Ihnen Respekt verschaffen. Was haben Sie sich von diesen Idioten alles anhören müssen! Den letzten Schliff gäbe Ihnen ein Accessoire, das allerdings auf die Schnelle nicht so leicht zu kriegen sein dürfte: ein Polizeibeamter am Arm, mit dem Sie verheiratet sind.

Scheidung und Kleidung

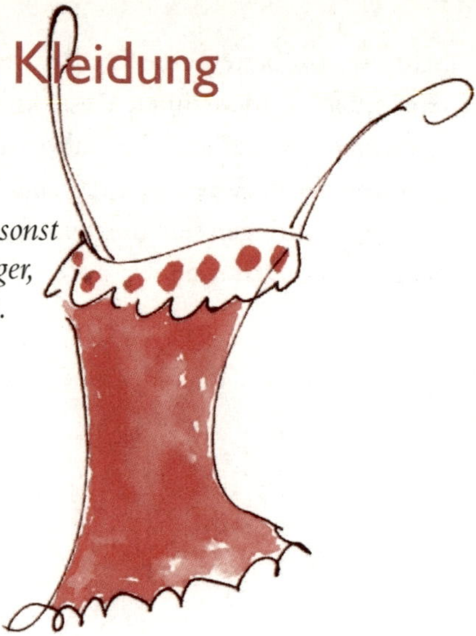

Sie kleidete sich strenger als sonst
und schnürte das Korsett enger,
um ihr Rückgrat zu stärken.

DOROTHY SALISBURY DAVIS:
»THE PURPLE IS EVERYTHING«

WENN SIE VORHABEN, sich scheiden zu lassen, *stoppen Sie alles.* Das ist eine ernste Angelegenheit. Ihr Leben wird sich von Grund auf ändern. Bevor Sie sich einen Termin beim Scheidungsanwalt holen, sollten Sie eine eminent wichtige Sache regeln – Ihre Garderobe für die Zeit danach.

Ihre hochbezahlten Anwälte werden auseinanderklamüsern, wie Ihre Vermögenswerte, Pensionsfonds und Versicherungen aufgeteilt und wie der Unterhalt der Kinder geregelt werden soll, aber haben diese Herren einen blassen Schimmer vom Thema Kleidung? Nein. Sie werden sich darauf einigen, daß ihm gehört, was in seinem Schrank ist, und Ihnen gehört, was in Ihrem Schrank ist. Das gleiche gilt für Schmuck und »persönliche Dinge«, womit gemeint ist, daß Sie die Tampons bekommen und er das Haarwuchsmittel.

Glauben Sie einer Scheidungsveteranin von 1989 – spätestens, wenn die Auseinandersetzung um Mobiliar, Familienfotos und geschnitzte Holzlöffel in die achte Runde geht, werden Sie den Verstand verlieren. Und wenn Sie sich nicht beizeiten darum gekümmert haben, werden Sie die einzige Sache vernachlässigen, die Ihnen kein Gericht der Welt streitig machen kann – Ihre äußere Erscheinung. Also warten Sie noch einen Moment mit dem Ausfüllen der Papiere und hören Sie zu.

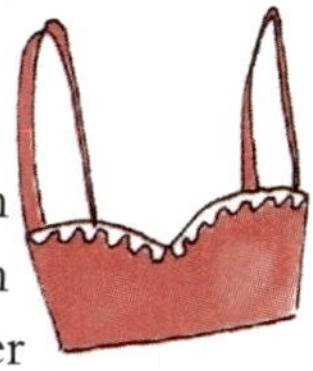

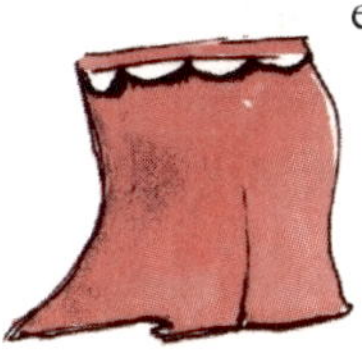

1. Kaufen Sie sich neue Unterwäsche. Falls er Sie wegen einer anderen Frau verlassen hat, brauchen Sie neue Wäsche. Falls Sie ihn wegen einer anderen Frau verlassen, brauchen Sie neue Wäsche. Mit anderen Worten, Sie brauchen in jedem Fall neue Wäsche. Was Sie direkt auf der Haut tragen, ist Ihr Privatvergnügen. Also legen Sie sich einen ordentlichen Vorrat davon zu, bevor es zu spät ist.

2. Trennen Sie sich von allem, was alt und abgetragen ist. Sie brauchen Outfits, in denen Sie ernst genommen werden. Werfen Sie den alten Kram mit den verblaßten Soßenflecken und den spiegelnden Hosenböden weg, in denen Sie Ihr ganzes trostloses Eheleben lang herumgelaufen sind. Die speckige Jogginghose war gut genug für Ihren Ehemann, der ohnehin nicht darauf geachtet hat, was Sie anhaben. Für Ihr neues Leben ist sie unbrauchbar.

3. Kaufen Sie sich ein Paar solide Schuhe. Sobald Sie den Anwaltstermin hinter sich haben, werden Sie nicht mit Ihrer geliebten Kuscheldecke heulend auf dem Sofa liegen. Im Gegenteil, Sie werden unentwegt auf Achse sein – auf der Suche nach einer neuen Wohnung, einem neuen Job und einer neuen Schulter zum Ausweinen. Sorgen Sie dafür, daß Sie diese Marathongänge wenigstens in bequemen, hübschen

Loafers mit weichem Fußbett zurücklegen, die die Erschütterungen des buckligen Pflasters abfedern.

Und da wir gerade beim Thema Schuhe sind: Werfen Sie die Stilettos mit den dünnen Zehn-Zentimeter-Absätzen weg, die ihm so gut gefallen haben. Das Leben ist gefährlich genug, auch ohne halsbrecherisches Schuhwerk. Aber seien Sie vorsichtig, wenn Sie vor dem Schrank sitzen und die Dinger rückwärts über die Schulter schleudern. Womöglich kommt Ihr zukünftiger Exmann gerade zur Tür herein – das könnte mit den spitzen Absätzen buchstäblich ins Auge gehen. Und soweit wollen wir denn doch nicht gehen, oder?

4. Werfen Sie die albernen Geschenke weg, die er Ihnen gemacht hat. Was hat er nicht alles für Sie gekauft – das hauchdünne Négligé, in dem Sie immer gefröstelt haben, die dünnen Goldkettchen, die für nichts zu gebrauchen waren, die Bluse, die er Ihnen zum Hochzeitstag geschenkt hat – eine Nummer zu klein, weil sie ein herabgesetztes Einzelstück war. Das alles haben Sie nur deshalb behalten, weil Sie ihn nicht kränken wollten, stimmt's? Weg damit. Er wird sehr bald lernen, daß Sie den vollen Preis wert sind.

5. Leeren Sie die Schublade mit den tausend uralten, kleinen Halstüchern komplett in die Mülltonne. Machen Sie einen neuen Anfang. Kaufen Sie sich einen luxuriösen, großen Seidenchiffonschal; das ist eine Anlage von bleibendem Wert. Sie können in einen beliebigen alten Pullover schlüpfen – sobald Sie dazu den Schal locker um den Hals drapieren, sehen Sie großartig aus, auch wenn Sie nur schnell Milch holen oder im Tante-Emma-Laden Getränke kaufen. Ihr nächster Liebhaber, einer, der *wirklich* etwas von weiblicher Erotik

versteht, wird ganz von selber darauf kommen, was man mit einem Schal noch alles anstellen kann. Verlassen Sie sich darauf.

6. Kaufen Sie sich einen neuen Gürtel. Suchen Sie sich ein wirklich edles, attraktives Modell – Sie werden ihn brauchen, damit Sie die Hosen nicht verlieren, wenn der Scheidungsstreß Ihnen die Pfunde von den Hüften purzeln läßt.

Verzweifeln Sie nicht. Auch wenn Sie todtraurig und hundeelend Ihre Wunden lecken – Sie werden aussehen wie eine Millionärin. Und mit ein bißchen Glück werden Sie die Sache hinter sich haben, bevor Sie einen Buckel und weiße Haare bekommen.

Auf eines können Sie sich getrost verlassen: Da Ihr Ex von nun an beim Kleiderkauf ganz allein auf sich selbst gestellt ist, wird er schon bald eine ziemlich jämmerliche Figur abgeben.

Toll aussehen ist die beste Rache.

Im Pyjama auf die Straße

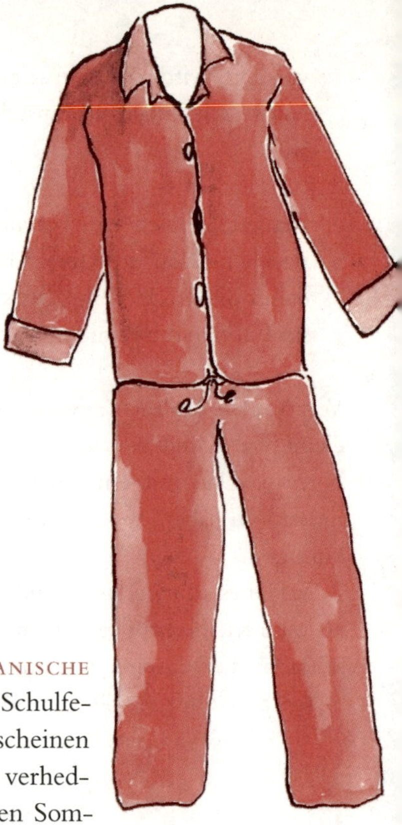

Besteht Eleganz nicht darin,
zu vergessen, was man anhat?

YVES SAINT LAURENT:
NEW YORK (November 1983)

ICH BEKOMME REGELMÄSSIG PANISCHE ANRUFE, sobald im Herbst die Schulferien zu Ende sind. Alle Mütter scheinen sich in ihren Strumpfhosen zu verheddern. Wie Barbara, die über den Sommer alles Gelernte vergessen hat. Es ist Mittwoch morgen, Viertel nach sieben. Sie steht unter dem gnadenlos grellen Deckenlicht im Supermarkt, starrt in die Regale mit den Milchprodukten und brütet über einer Multiple-choice-Frage: Welchen Pausensnack bevorzugt ihr elfjähriger Sprößling – Sahnejoghurt, Körnerjoghurt oder Fruchtjoghurt? Und falls Fruchtjoghurt, welche Geschmacksrichtung? Kiwi? Zitrone-Limette? Waldbeeren? Die Stoppuhr läuft. In fünfundzwanzig Minuten muß sie im Auto sitzen, heute ist sie mit dem Fahrdienst an der Reihe.

Sie hätte für diesen Pausensnacktest gestern abend büffeln müssen, das weiß sie genau. Aber leider lief die Übertragung der

Emmy-Verleihung, und die konnte sie sich beim besten Willen nicht entgehen lassen. Unmengen fantastischer Abendkleider, wie auf dem Laufsteg. Irgendwie müßte man das ganze Kleiderthema anders angehen. Wie auch immer, sie nahm sich vor, morgens einfach früher aufzustehen, noch schnell zum Supermarkt zu fahren und irgend etwas zu improvisieren. Schlimmstenfalls würde sie im Pyjama einkaufen gehen, mit dem alten Trenchcoat drüber. Wem sollte sie schon begegnen?

Armes Ding. Sie rief bei mir an und erzählte, sie sei erwischt worden. »Mrs. Rudyan«, hatte eine Baßstimme vom übernächsten Gang herübergerufen. Es war der stellvertretende Direktor, mit dem sie erst am Tag zuvor telefoniert hatte, weil ihr kleiner Jason offenbar im Zeichenunterricht mit einer Reihe derber Ausdrücke unangenehm aufgefallen war. Sie wollte im Erdboden versinken. Wie sollte man sich glaubhaft für den eigenen Sohn stark machen, wenn man in Pyjama und ausgelatschten Mokassins dastand, die man eigentlich nur noch zum Autowaschen anziehen wollte?

Ich sagte ihr das gleiche, was ich Ihnen jetzt sage: Es gibt Mittel und Wege, in einem Pyjama wie aus dem Ei gepellt auszusehen. Befolgen Sie meine Ratschläge, und Sie werden nie wieder in der Kassenschlange eine dumme Figur machen.

Das Wichtigste ist der Pyjama selbst. Am besten eignet sich ein schlichter Zweiteiler. Schlaf-T-Shirts, Rüschennachthemden und Schlafanzüge mit Füßen dran sind als Ausgangsmaterial unbrauchbar. Geeignet sind Leggings aus Baumwolle und ein langärmliges Top mit V-Ausschnitt in einer neutralen Farbe, zum Beispiel in Schwarz, Elfenbein oder Graumeliert. Lassen Sie alles Gemusterte, Ihre lustigen Mickymaus-T-Shirts und auch Ihren getupften Seidenpyjama im Schrank, wenn es morgens schnell gehen soll. Nehmen Sie etwas Einfarbiges in Rippenoptik oder mit Waffelmuster oder einen schlichten Nickistoff.

Hier sind die wichtigsten Tricks, mit denen Sie daraus einen »Look« machen:

1. Auffällige Ohrringe und leuchtender Lippenstift

Sie brauchen Ohrringe, die sofort ins Auge springen, keine dezenten Alltagsohrringe. Auffallender Ohrschmuck täuscht den unausgeschlafenen Blick der Leute, denen Sie über den Weg laufen. Alle werden denken, Sie wären längst fertig für den Tag.

Auch wenn Sie keine Zeit haben, sich die Zähne zu putzen – heben Sie Ihren Mund mit einer kräftigen Lippenstiftfarbe hervor. Das belebt Ihr Gesicht und lenkt den Blick von den Knitterfalten ab, die Sie noch vom Kopfkissen auf der Wange haben.

2. Ein Zweihundertfünfzig-Euro-Gürtel (oder einer, der nach zweihundertfünfzig Euro aussieht)

Ein Thermopyjama sieht wie ein Thermopyjama aus, es sei denn, man ziert ihn mit einem sündhaft teuren Gürtel, zum Beispiel einem aus echtem Krokoleder. Vielleicht haben Sie aus den achtziger Jahren noch ein ultimatives Modell im Schrank. Wenn nicht, kaufen Sie sich ein preiswertes Imitat. Hauptsache, der Effekt stimmt.

Wenn Sie braune Augen haben und der Gürtel ebenfalls braun ist, um so besser. Das lenkt unsere Blicke aufwärts und entschärft die Knitterfalten auf dem Pyjama. Schnallen Sie den Gürtel etwas weiter, er sollte ein bißchen unterhalb der Taille hängen und locker wirken. Zupfen Sie das Pyjamaoberteil ein bißchen heraus, damit es den Gürtel ein klein wenig verdeckt. Die Raffung über dem Gürtel läßt die Knitterfalten beabsichtigt wirken.

3. Stiefel, die Ihre Haarfarbe wiederholen

Wenn Sie braune Haare haben, tragen Sie braune Stiefel. Wenn Ihre Haare schwarz sind, tragen Sie schwarze Stiefel. Wenn Sie blond sind, tragen Sie taupe- oder camelfarbene Stiefel. Wenn Sie sich die Haare lila gefärbt haben, ist es Ihnen wahrscheinlich sowieso egal, wem Sie über den Weg laufen. Indem Sie Stiefel im selben Farbton wie Ihre Haare tragen, dirigieren Sie den Blick des Betrachters in die Vertikale – das Auge wird zwischen Ihrem Kopf und Ihren Füßen hin- und herspringen und gar keine Zeit haben, auf Ihrem Pyjama zu verweilen.

4. Exklusive Lederhandtasche

Vielleicht haben Sie auf der jährlichen Kunsthandwerksmesse eine fantastische, handgefertigte kleine Umhängetasche erstanden. Sie verleiht Ihrem Pyjama Klasse. Eine schlampige Handtasche verleiht ihm gar nichts. Stecken Sie einen Zwanzig-Euro-Schein und einen Blankoscheck hinein und hängen Sie das Schmuckstück an die Flurgarderobe, dann haben Sie es jederzeit griffbereit. Vielleicht packen Sie auch noch einen Lippenstift hinein für den Fall, daß Sie es besonders eilig haben und erst im Auto an einer roten Ampel dazu kommen, sich die Lippen zu schminken.

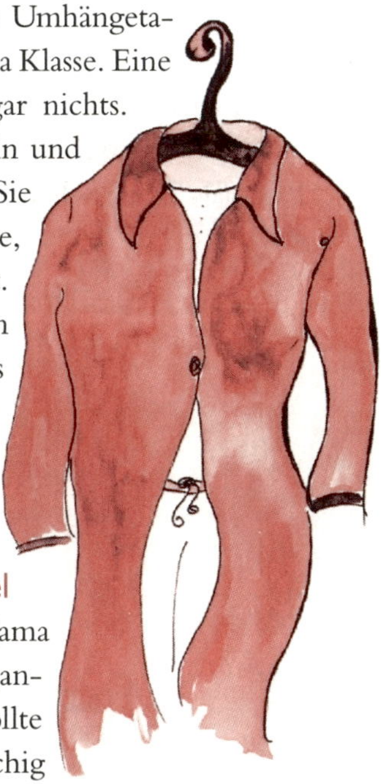

5. Aufsehenerregender langer Mantel

Ein langer Mantel verleiht einem Pyjama eine wirklich klare Linie. Er gibt dem ganzen Bild einen eleganten Touch. Es sollte ein Mantel mit Stil sein. Er darf knautschig sein, fast wie ein Bademantel. Lässig, mit interessanten Taschen, einem steifen Kragen, den Sie hochklappen, falls Sie diesen Look mögen. Tragen Sie ihn offen. Sie haben nichts zu verbergen, schon vergessen?

6. Langer, weicher Schal (optional)

Schlingen Sie ihn ganz lässig um den Hals, wie Isadora Duncan, allerdings nur, wenn Sie kein Cabrio fahren. Riskieren Sie nicht Ihr Leben, aber wenn Sie einen Geländewagen oder einen Volvo-Kombi fahren, können Sie ohne weiteres einen Schal tragen, um noch ein zusätzliches Material ins Spiel zu bringen.

Mit etwas Übung brauchen Sie nicht mehr als eine Minute, um Ihren Pyjama mit Accessoires aufzupeppen. Dann können Sie im Supermarkt einem früheren Liebhaber oder dem größten Klatschmaul der Stadt über den Weg laufen, und Sie werden nichts als Komplimente zu hören bekommen. Wie ich Barbara sagte – die größte Herausforderung könnte darin bestehen, auf die spontane Bemerkung »Wow, Barbara, du siehst fantastisch aus!« nicht automatisch zu antworten: »Wie bitte? Das ist mein Pyjama!« Beherrschen Sie sich. Lächeln Sie nur, und sagen Sie: »Danke.«

Wie man einen Badeanzug kauft

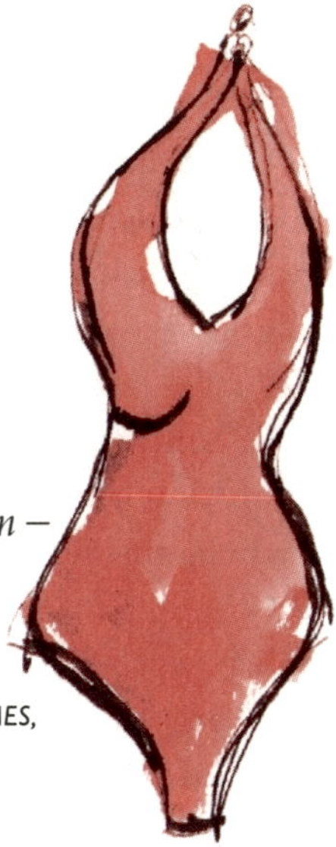

Erst bringst du ihnen bei, an ihre Grenze zu gehen, und dann – wumm – reißt du die Grenze nieder.

VIOLA SPOLIN, ZITIERT IN »SPOLIN GAME PLAN FOR IMPROVISATIONAL THEATER« VON BARRY HYAMS (*LOS ANGELES TIMES*, 26. Mai 1974)

BA-DE-AN-ZUG. Ich kenne kein anderes Wort, das so laut »Horror« schreit wie das Wort Badeanzug.

Ich stand in einer Umkleidekabine, zusammen mit einer sechsundvierzigjährigen Kundin, für die ich eine Handvoll Bikinis und Badeanzüge zum Anprobieren ausgesucht hatte. Ich knipste die Bikinis von den Kleiderbügeln los, während sie aus ihren Kleidern schlüpfte. Plötzlich hielt sie inne. Ihr Gesicht war kreideweiß. Ihre Worte kamen stockend: »Wenn ich Bademoden anprobiere, habe ich immer Selbstmordfantasien.«

Ich reagierte galant. Ich hatte es leicht. *Ich* mußte mich ja nicht nackt ausziehen. Anstatt den psychiatrischen Notdienst anzurufen, sagte ich, allzeit optimistisch, in einem möglichst vergnügten Ton: »Ach, Sie werden staunen. Warten Sie's ab.« Aber während der nächsten fünf Minuten krampfte sich auch mein Magen zusammen. Die Anprobe von Badeanzügen ist etwas Furchterregendes, Deprimierendes, Scheußliches – fast so schlimm wie eine Lebensmittelvergiftung.

Die gute Nachricht ist: Es ging vorüber, und nicht nur das. Eine dreiviertel Stunde später verließ meine Kundin die Umkleidekabine mit einer kompletten Badegarderobe – zwei Badeanzüge und drei Pareos –, die von elegant bis sportlich reichte. Als wir aus dem Laden traten, hatte sie ein strahlendes Lächeln im Gesicht und strotzte vor Selbstbewußtsein.

Unmöglich, sagen Sie? Falsch. Das strahlende Lächeln können auch Sie haben, ganz ohne Drogen. Ich verspreche es Ihnen. Sollten Sie zu der Handvoll Frauen gehören, die eine tadellose Figur besitzen, brauchen Sie meine Hilfe natürlich nicht. Aber wenn Sie zur großen Mehrheit derer gehören, die glauben, die eine oder andere Problemzone zu haben, werden Sie sich für die nützlichen Eigenschaften von Elastan und für die Wirkung bestimmter Muster, bestimmter Materialien und eingenähter BH-Bügel interessieren. Machen Sie sich als erstes klar: Mit Ihrem Körper ist alles in Ordnung. Es geht lediglich darum, einen Badeanzug zu finden, der zu ihm paßt. Vielleicht müssen Sie ein paar Frösche küssen, bevor der Prinz auftaucht. Aber irgendwo da draußen gibt es den einzig wahren Badeanzug für Sie, der nur darauf wartet, von Ihnen entdeckt zu werden.

Hier sind ein paar Tipps, wie Sie ihn finden:

1. Ist Ihnen auch schon einmal aufgefallen, daß Sonnenschutzprodukte mit immer höherem Lichtschutzfaktor auf den Markt kommen, mittlerweile bis über LSF 45? Ebenso kommen Bademoden mit immer höherem Anteil an Elastan auf den Markt. Solche Materialien sind wahre Zauberkünstler im Modellieren. Sehen Sie auf dem Etikett nach. Es könnten einunddreißg Prozent Elastan sein. Falls ein Bäuchlein zu

Ihren Sommersorgen zählt, nehmen Sie einen Badeanzug mit verstärkter Bauchzone, und Sie haben eine Sorge weniger.

2. Glatte und/oder glänzende Stoffe bringen jede Kaloriensünde zum Vorschein, während strukturierte Materialien kleine Unebenheiten und Pölsterchen diskret überspielen.

3. Interessante Muster, beispielsweise ein Blütenmotiv, beschäftigen das Auge und sorgen dafür, daß es sich nicht lange mit Details Ihrer Figur aufhält, auf die Sie normalerweise fixiert sind. Ähnlich wirken große Farbflächen, da sie den Blick in eine bestimmte Richtung dirigieren; geschickt eingesetzt, können sie von Ihren Problemzonen ablenken. Ein Beispiel: Um die Aufmerksamkeit von Ihren Oberschenkeln wegzulocken, wählen Sie einen Badeanzug, der im oberen Drittel moosgrün und in den unteren zwei Dritteln nachtblau ist. Die Blicke werden sich auf Ihr Dekolleté konzentrieren, nicht auf die Schenkel.

4. Ein großer Busen ist am besten in einem Oberteil mit breiten Trägern aufgehoben. Das gibt nicht nur mehr Halt, sondern harmonisiert auch die Proportionen Ihrer Figur. Große Brüste mit Spaghettiträgern wirken längst nicht so wohlproportioniert wie große Brüste mit breiten Trägern.

5. Ein kleiner Busen kommt am schönsten zur Geltung in Oberteilen, die wie rückenfreie Tops geschnitten sind. Eingenähte Bügel und gepolsterte Körbchen modellieren ein attraktives Dekolleté.

6. Ein intelligentes geometrisches Design behebt alle Taillensorgen. Dekorativ hervorgehobene Nähte oder farbige, vertikale

Einsatzstreifen, je nach Bedarf konkav oder konvex geformt, können sowohl eine Taille optisch verschmälern als auch eine Taille vortäuschen, wo gar keine vorhanden ist.

7. Bei den meisten Versandhäusern, die Bademoden anbieten, kann man sich Bikinis und Zweiteiler aus zwei unterschiedlichen Größen zusammenstellen. Greifen Sie auf solche Angebote zurück, wenn Sie das Oberteil in einer anderen Größe als das Unterteil brauchen.

Wenn Sie nun immer noch das Gefühl haben, das sei Ihnen alles zu kompliziert, bleiben Ihnen zwei Möglichkeiten. Die erste: Informieren Sie sich. Holen Sie sich Rat im Internet, in Bademodenkatalogen oder in Frauenzeitschriften, welche Art von Badeanzug auf Ihre speziellen Figuranforderungen zugeschnitten ist. Setzen Sie erst dann den Fuß in eine Umkleidekabine. Und wenn Sie im Neonlicht vor diesen tückischen Spiegeln stehen, die jedes Zellulitefleckchen gnadenlos abzeichnen, denken Sie daran, daß auch Models Zellulite haben, die auf den tollen Fotos nur wegretuschiert ist. Und die zweite Möglichkeit: Vergessen Sie alles, was ich gesagt habe. Ziehen Sie den erstbesten Badeanzug aus der Schublade, und tauchen Sie ein ins köstliche Nass! Denn schließlich dient das Anziehen eines Badeanzugs einem höheren Zweck, der da lautet

Badefreuden,

Spaß beim Planschen,

Schwimmvergnügen! Das Leben ist nicht dazu da, um sich Streß zu machen, sondern um genossen zu werden!

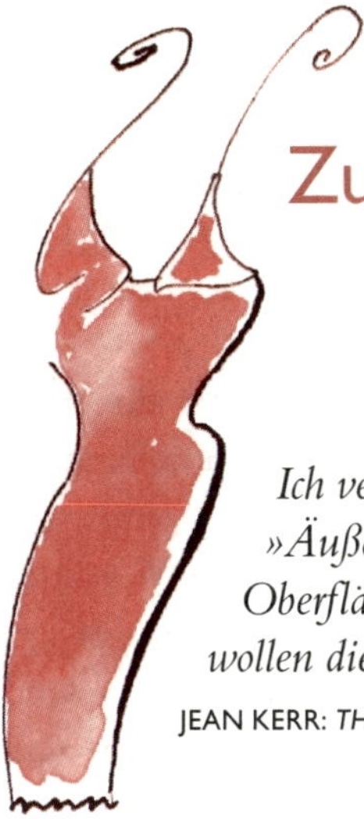

Zurück zur Sinnlichkeit

Ich verstehe das Gerede von den sogenannten »Äußerlichkeiten« nicht, Schönheit sei etwas Oberflächliches und dergleichen. Na und? Was wollen diese Oberlehrer? Eine bildschöne Leber?

JEAN KERR: *THE SNAKE HAS ALL THE LINES*

IM VERTRAUEN GESAGT, Frauen erzählen mir alles. Wenn eine Frau bis auf BH und Slip entkleidet vor dem mannshohen Spiegel einer Umkleidekabine steht, gibt sie intime, verletzliche Wahrheiten preis. Sie können mir also glauben, wenn ich Ihnen sage, daß die Frauen über Vierzig, die ich kennenlerne, alle nur das eine wollen. Sicher, sie wünschen sich kompetente Beratung bei der Wahl passender Freizeitkleidung, bei der Zusammenstellung eines Bewerbungsoutfits, in dem sie halbwegs intelligent aussehen, oder beim Aufbau einer Businessgarderobe, die ebenso elegant und seriös wie bequem und pflegeleicht ist. Aber letztlich interessiert die Frauen, die in den Achtzigern für Gleichberechtigung fochten und in den Neunzigern heirateten und Kinder bekamen, nur eines: Sie wollen ihre Weiblichkeit zurückerobern. Sie wollen wieder wie Frauen aussehen – sinnlich, erotisch, schön, attraktiv.

Niemand hat dabei nuttige, billige Sexyness im Sinn wie die

der Bordsteinschwalben in den Großstädten: Hot pants, Push-up-BHs, Netzstrümpfe und hochhackige Pumps. Nicht der Tanz ums goldene Kalb Sex interessiert hier, sondern die Erotik aus Spaß an der Freude.

So ist das Hauptmotiv auch nicht, attraktiv auf Männer zu wirken (und sei es der eigene Ehemann) – zumindest nicht in erster Linie. Nein, es ist etwas Persönliches. Eine Collegeprofessorin hat es so ausgedrückt: »Ich möchte ein sinnliches Verhältnis zu meinem Körper haben.« Eine Unternehmensberaterin sagt: »Ich bin eine reife Schönheit, und das möchte ich zeigen.« Und eine Mutter und Schulbuschauffeurin möchte »auch in Jeans und T-Shirt feminin wirken«.

Wenn Sie jahrelang nur die Powerfrau herausgekehrt oder sich einen neutralen, androgynen Stil zugelegt haben – Hosen, Hemden, flache Schuhe –, sind weibliche Outfits vielleicht nicht gerade Ihre starke Seite, aber das werden wir ändern. Beginnen Sie damit, daß Sie sich zwei Wochen lang alle Jogginganzüge verkneifen. Das sind Sportsachen, die ausschließlich beim Sport getragen werden sollten. Lassen Sie auch die strengen Kostüme und Hosenanzüge ein bißchen Staub ansetzen. Legen Sie die Kampfuniform ab, und kleiden Sie sich für die Liebe. Stürzen Sie sich in ein amouröses Abenteuer mit sich selbst. Ziehen Sie Sachen an, in denen Ihre Sinnlichkeit aufblüht.

Stellen Sie aus den folgenden Zutaten Ihr persönliches Sinnlichkeitsrezept zusammen:

Zeigen Sie Haut: Das kann schon eine Kleinigkeit sein – die Entscheidung für einen tieferen statt einen höheren runden Ausschnitt. Lassen Sie die obersten Blusenknöpfe offen. Tragen Sie unter der durchscheinenden schwarzen Bluse oder dem Jäckchen aus durchbrochenem Samt eine schwarze Korsage. Schichten Sie transparente Stoffe übereinander – dafür brauchen Sie keine makellosen Oberarme. Bringen Sie Ihre schönen Beine zur Geltung, indem Sie kürzere Röcke und gemusterte Strumpfhosen anziehen. Zeigen Sie Ihre gepflegten Füße in schönen Sandalen oder Schuhen, die vorne ausgeschnitten sind.

Zeigen Sie Figur: Viele Kleidungsstücke sind heute aus Materialien gefertigt, die zwei bis vier Prozent Lycra oder Elastan enthalten. Das erlaubt körpernahe Schnitte ohne Einbußen bei der Bequemlichkeit. Die Kleider wirken figurbetont, und Sie können sich trotzdem ohne Einschränkung recken und strecken. Falls Sie regelmäßig Sport treiben, werden figurbetonte Schnitte Sie nicht nervös machen. Wenn nicht, denken Sie vielleicht, enganliegende Sachen könnten Sie sich nicht leisten. Das ist falsch. Bringen Sie eine Portion Abenteuerlust mit, wenn Sie sich nach den passenden Kleidern für Ihr neues feminines Ich umsehen. Sie sollten Kleider von vielen verschiedenen Herstellern anprobieren – und keinesfalls voreilig das Handtuch werfen! Sie werden knapp sitzende Blusen und Tops ebenso wie enge Röcke und Hosen finden, Sie werden lauter Sachen entdecken, die Ihrer Figur schmeicheln und Ihre Formen nachzeichnen, ohne billig zu wirken. Probieren Sie jedes Stück auch in einer oder zwei Nummern größer – die Sachen sollen bequem sitzen. Und dann splitten Sie den Look: Nehmen Sie zu dem enganliegenden Jersey- oder Stricktop eine weite, locker fallende Hose. Oder tragen Sie umgekehrt zu einer figurbetonten Hose eine bauschige Taftbluse. Wenn Sie die Bluse in Slip und Strumpfhose stecken, trägt sie weniger auf.

Stoffe zum Anfassen: Wer könnte der weichen Verführung von Samt widerstehen? Unsere Schulbuschauffeurin kann Jeans aus waschbarem Samt tragen. Ein langer Samtschal unter dem Mantel fühlt sich paradiesisch an. Reservieren Sie Kaschmir nicht für die Feiertage, tragen Sie es jeden Tag. Kunstseide verwöhnt Sie mit einem Gefühl von Luxus. Wildleder läßt Sie schnurren. Leder gibt es in allen Varianten, von steif bis butterweich – Ihre Haut wird das butterweiche bevorzugen, glauben Sie mir. Sexy Wäsche ist ein Muß, auch und gerade wenn Sie bei der Post arbeiten und den ganzen Tag Uniform tragen. Sind Sie mehr der Typ für Spitzendessous oder für das zweiteilige Ensemble aus schwarzem oder apricotfarbenem Seidensatin? Ganz, wie es Ihnen beliebt – aber tragen Sie Wäsche, in der Sie sich aufregend fühlen!

Wenn Sie das nächste Mal durch ein Bekleidungsgeschäft schlendern, konzentrieren Sie sich auf Ihren Tastsinn. Fassen sie alles an, was Ihnen zwischen die Finger kommt. Entdecken Sie, was Ihr Tastsinn am liebsten mag. Tragen Sie nur Dinge, die Ihre Hände gern anfassen.

Setzen Sie Glanzlichter: Früher durften nur Abend- und Festkleider glänzen. Heute darf alles glänzen. Egal, was Sie anhaben – wenn es aus glänzendem, transparentem, schimmerndem Material ist, wirken Sie automatisch glamouröser und femininer. Wenn Sie ein glänzendes Kleidungsstück anziehen, sollten Sie ihm allerdings die Paraderolle geben und alle übrigen Teile des Outfits in matter Ausführung wählen – zu einer glänzenden Bluse also zum Beispiel eine Hose aus einem glanzlosen Stoff und Schuhe aus Wildleder. Ein Glanzhit ist genug. Zu viele glänzende Teile treten in Konkurrenz zueinander und stiften ästhetische Verwirrung.

Lenken Sie die Aufmerksamkeit auf Ihr Gesicht: Legen Sie die Ohren frei, indem Sie die Haare entweder dahinterstreifen oder, wenn sie lang genug sind, hochstecken und ein paar Strähnen heraushängen lassen. Tragen Sie Ohrschmuck mit kleinen Anhängseln, das bringt Bewegung ins Bild. Vergrößern Sie Ihre Lippen optisch, indem Sie mit dem Konturstift arbeiten. Ziehen Sie die Kontur einen Millimeter außerhalb der Lippenlinie und füllen Sie dann die Fläche mit dem Lippenstift aus.

Seien Sie sinnlich. Hüllen Sie sich in fließende, sanfte, schmeichelnde Stoffe, die zum Anfassen einladen. Zeigen Sie Ihre Reize. Genießen Sie, schwelgen Sie, aalen Sie sich in Ihrer Ausstrahlung. Die Kamera läuft, und Sie sind der Star auf der Leinwand. Üben Sie so lange, bis Sie sich selber unwiderstehlich finden. Und nun frage ich Sie: Ist das nicht der wahre Dress für die Powerfrau?

Lassen Sie sich inspirieren!

Das deutlichste Anzeichen der Weisheit ist eine immer gleichbleibende Heiterkeit.

MONTAIGNE: *ESSAIS*

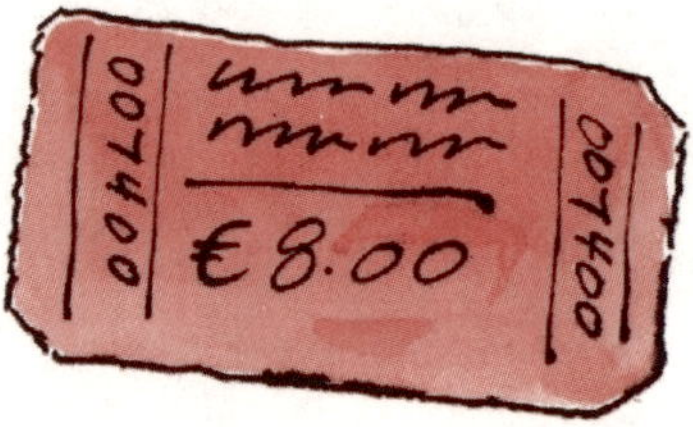

MIT VIERZIG ERLIEGT MAN LEICHT dem Irrtum, man hätte schon alles gesehen und erlebt, und die Ideen gingen einem aus. Sagen Sie nicht, Sie hätten noch nie mit dem Gedanken gespielt, das Thema Stil und Mode komplett zu vergessen und das Feld den Teenagern zu überlassen. Schlagen Sie sich das ganz schnell aus dem Kopf, schöne Frau! Sie sind immer noch im Spiel. Es gibt tausend raffinierte Winkelzüge, die nur darauf warten, Sie in die Siegerlinie zu bringen und Ihnen Genuß zu bereiten, von den Haarwurzeln bis zu den Zehenspitzen. Sie haben Ihren Vierzigsten hinter sich, Sie haben es sich verdient, zu tun und zu lassen, was Ihnen Spaß macht. Schnallen Sie sich an, wir gehen auf Achterbahnfahrt. Ich gebe Ihnen am Start den Schubs, bringe Sie in Fahrt, lasse ein paar Ideen an Ihnen vorüberfliegen, und bevor Sie am Ausstiegspunkt angelangt sind, wissen Sie zehn neue Dinge, die Sie unbedingt ausprobieren wollen.

Inspiration ist ein Magier, der an tausend Orten zugleich sein kann – machen Sie ihn sich zum Verbündeten! Er lugt aus den Narzissenbündeln hervor, die plötzlich überall in der Stadt auftauchen und Ihnen zurufen: »Hallo! Zeit, die bunten Frühlingsklamotten herauszuholen!« Er strahlt Ihnen vom Bildschirm entgegen, aus einer der vielen »Vorher-Nachher«-Sendungen, und bringt Sie auf eine neue Idee für Ihre Frisur. Er tippt Ihnen an einer Fußgängerampel auf die Schulter und zeigt Ihnen eine besonders schick angezogene Frau auf der anderen Straßenseite. Er winkt Ihnen aus einem Schaufenster zu, an dem Sie auf dem Weg zum Supermarkt vorbeikommen. Er erwartet Sie in Ihrem Lieblingsrestaurant, wo man Ihnen einen faszinierend exotisch garnierten Teller vorsetzt. Er geistert durch einen Ballettabend und fesselt Ihren Blick an die pailletten- und perlenbestickten Kostüme der Tänzerinnen.

Es gibt Millionen guter Ideen, die nur darauf warten, von Ihnen geklaut und kopiert zu werden! Was glauben Sie, wie die Modedesigner es anstellen, ihrem Publikum drei bis fünf Kollektionen pro Jahr zu präsentieren, die sie allesamt als original ihrem Geist entsprungen ausgeben? Woher nehmen die nur immer wieder ihre neuen Ideen? Sie reisen, genau wie Sie. Sie haben unter der Dusche einen Geistesblitz, genau wie Sie. Sie blättern in Museumskatalogen, genau wie Sie, und sie gehen ins Kino, genau wie Sie. Sie beobachten Passanten, genau wie Sie, und dann übersetzen sie ihre Ideen ein paar Monate später in Kleider, die von Models über Laufstege von New York bis Europa getragen werden.

Kopieren Sie Ideen vom Sofa aus, mit der Fernbedienung in der Hand. Stylisten leben davon, andere Leute fürs Fernsehen schön zu machen. Nehmen Sie die Serienstars unter die Lupe. Sehen Sie sich die Moderatorinnen, Nachrichtensprecherinnen und die Prominenten in Talk-Shows an, wenn Sie wissen wollen, was die neuesten Trends der Frisuren-, Make-up- und Klei-

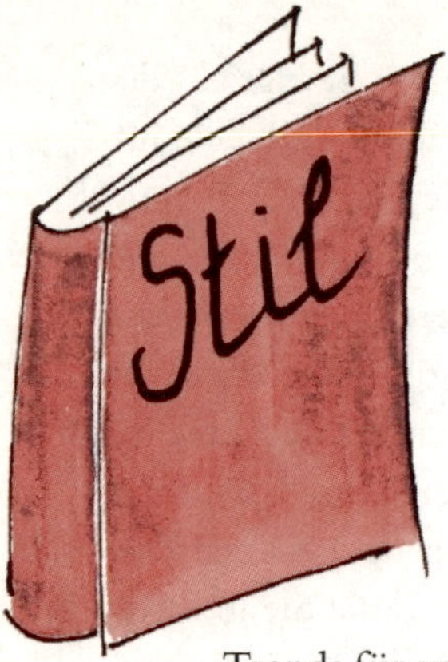

dermode sind. Achten Sie mal darauf – bestimmte Serien sind verkappte Catwalks für die aktuellsten Trends und Farben.

Eine weitere Inspirationsquelle sind Zeitschriften. *InStyle* wartet mit vielen Ideen zum Thema Stil auf. Verschiedene Frauenzeitschriften bringen in regelmäßigen Abständen Specials heraus, *Brigitte Woman* eines für die Frau über Vierzig. Unzählige Modemagazine bereiten die aktuellen Trends für verschiedene Zielgruppen auf.

Lesen Sie auch Wohn- und Gartenmagazine. Lassen Sie sich von Farben und Designs inspirieren. Schauen Sie in Architekturzeitschriften, vielleicht stoßen Sie auf ein ansprechendes Ambiente, das Sie in einen Kleiderlook übersetzen können. Blättern Sie in Kunstbänden und Büchern über Modegeschichte. Sie werden überall Elemente von gutem Design finden, die geradezu darum betteln, kopiert zu werden.

Gehen Sie ins Kino. Sehen Sie sich an, wie Gwyneth Paltrow in der zweiten Hälfte von *Große Erwartungen* ihr natürliches, ungeschminktes Gesicht mit einem umwerfenden Lippenstift verwandelt, der perfekt zu ihrem Outfit von Donna Karan paßt. Leihen Sie sich das Video *Die Flügel der Taube* aus, wenn Sie aus einem hartnäckigen Safarihosen- und T-Shirt-Trott ausbrechen wollen. Sie werden hingerissen sein von den Kleidern und ihrem Reichtum an Details, von all den Fältchen und Raffungen, den handgestickten Bordüren und den tausend winzigen Knöpfchen der Mieder, von den perlenbestickten Handtaschen. Die Inspiration wird Sie vom Sofa scheuchen und schlafwandlerisch in ein köstlich feminines Outfit schlüpfen lassen. Erfolgreiche Filme entzünden manchmal ein wahres Modestrohfeuer – wer erinnert sich nicht an den Annie-Hall-Look, dem man nach dem Start von Woody Allens Klassiker auf einmal überall begegnete? Entzünden Sie Ihr eigenes Strohfeuer; übersetzen Sie das, was Ihnen auf der Leinwand gefällt, in Ihren eigenen Stil. Schalten Sie alle Sinne ein, wenn Sie im Kino sitzen. Die Suche nach ästhetischen Anregungen kann Ihr Interesse bis zum Schluß wachhalten, selbst wenn der Film gähnend langweilig ist. Denken Sie daran, in die Kostüme ist eine Menge Geld gesteckt worden. Der Kostümbildner hat keine Kosten und Mühen gescheut, um glaubwürdige Charaktere zu erschaffen. Studieren Sie die Details, bedienen Sie sich aus seinem Ideenschatz.

Profitieren Sie von den Modenschauen, die manche großen Kaufhäuser veranstalten. Sie finden die Termine in Modezeitschriften – nehmen Sie sie wahr, falls Sie in einer Großstadt oder der näheren Umgebung wohnen. Lassen Sie sich in den Geschäften, in denen Sie einkaufen, in die Kundenkartei aufnehmen. Natürlich sind die Models, die die Mode präsentieren, auch hier einen halben Kopf größer und zehn Kilo schlanker als Sie, aber Sie werden trotzdem inspiriert nach Hause gehen – vielleicht von der Art, wie der Designer mit Proportionen umgeht, wie er Rock- und Jackenlängen auf neue, interessante Weise zueinander in Bezug bringt.

Wenn Sie sich über die neueste Mode informieren, lassen Sie die Brieftasche im Auto. Genießen Sie nur die neuen Ensembles, die der Designer kreiert hat – vielleicht hat er mit einer überraschenden Kombination verschiedener Muster oder Materialien einen Coup gelandet. Wenn Ihnen der Stil gefällt, lassen Sie sich den Katalog geben, in dem die gesamte Kollektion vorgestellt wird.

Suchen Sie sich Vorbilder.

Meine Mutter inspiriert mich immer wieder aufs neue durch ihre Art, alles mit Accessoires aufzupeppen. Als Verkäuferin bei Saks Fifth Avenue, die ihre Kundschaft jenseits der Vierzig kennt, bringt sie die raffiniertesten Kombinationen zustande. Ein anderes Vorbild von mir ist eine Kollegin. Sie sieht jedesmal umwerfend aus, wenn wir uns zufällig begegnen, und ich bin immer gespannt, was sie sich diesmal hat einfallen lassen. Eines von vielen Beispielen: Zur klassischen Hose mit breiten Aufschlägen trägt sie einen Kaschmirpullover mit V-Ausschnitt, ein winziges Halstüchlein und ein topaktuelles Brillengestell.

Ich selbst habe keine Schwestern, aber ich kenne viele Frauen, die von ihren Schwestern auf den Weg gebracht wurden. Joan etwa ließ sich von ihrer Schwester Diane an die Hand nehmen und zu einem Make-over in die erste Parfümerie am Platz schleppen – ein Terrain, das sie allein nie und nimmer zu betreten gewagt hätte – und erlebte einen supervergnüglichen Nachmittag.

Viele von Ihnen werden wie ich Töchter im Teenageralter haben. Die Girlies haben zuweilen einen haarsträubenden Geschmack, aber was ihre Neugier auf Mode- und Schönheitsprodukte angeht, stehen sie in der Blüte ihrer Jahre. Sie können ausgesprochen hilfsbereit oder zumindest geduldig sein. Vielleicht haben sie keine Ahnung, wie eine erwachsene Frau sich mit Stil kleidet, aber ihre Leidenschaft für Kleider und ihre Freude dabeizusein macht sie zu erfrischenden, inspirierenden Begleiterinnen.

Wenn Sie immer noch das Gefühl haben, in der Ideenflaute zu stecken, besorgen Sie sich den Film *Clueless – Was sonst?*, eine moderne Adaption von Jane Austens Roman *Emma*. Eine Clique verzogener Schulmädchen aus Beverly Hills macht darin Mode zur Wissenschaft, und die süßen Gören tun das mit einem Flair und einer Begeisterung, die noch den hartnäckigsten vierzigjährigen Modemuffel mitreißt.

Was tun, wenn die Mode verrückt spielt?

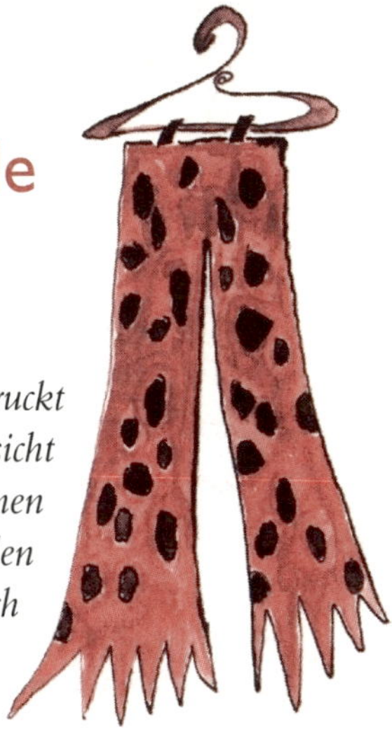

Hier und da, wenn ich meinen Namen gedruckt auf einer Visitenkarte sehe, oder mein Gesicht zwischen anderen auf einem Foto, oder einen Brief in meiner Handschrift, oder wenn ich den Klang meiner eigenen Stimme höre, werde ich befangen in der Gegenwart dieser rätselhaften Person, die mein Ich sein soll, die unter meinem Namen bekannt ist und die ganz offenbar existiert. Könnte es möglich sein, daß ich genauso real bin wie jeder andere?

LOGAN PEARSALL SMITH: *TRIVIA*

So etwas kommt vor. Die neuesten Modezeitschriften sind eingetroffen, Sie blättern sie durch und trauen Ihren Augen nicht. Tim Burtons Horrorfiguren scheinen der Leinwand entsprungen zu sein und die Modewelt erobert zu haben. Die Models haben Zweige in den Haaren, statt Make-up tragen sie entstellende Kriegsbemalung auf den Wangen, und erst die Outfits – Kettenhemden, außerirdisch anmutende Anzüge, scheußliche Kreationen, geradezu krank sehen die Gestalten aus! In solche Sachen werden Sie Ihren Luxuskörper ganz sicher nicht stecken. Was tun, wenn die Mode verrückt spielt?

Ist endlich der Tag gekommen, an dem Sie guten Gewissens das Handtuch werfen können, weil nun endgültig der Beweis erbracht ist, daß Sie den Anschluß an die Welt der Schönheit ein für allemal verpaßt haben? Wenn so die neue Mode aussieht, versteht Sie keiner mehr. Also ab aufs Altenteil und den Kopf in den Sand gesteckt? Würden Sie am liebsten aufgeben? Verständlich – aber das werden Sie nicht.

Sie werden sich daran erinnern, wer Sie sind. Sie sind wunderbar – eine Frau mit Stil und Selbstbewußtsein. Wenn Modezeitschriften vorübergehend keine Inspiration bieten, holen Sie sich Ihre Anregungen eben anderswo. Zum Beispiel in Katalogen, in denen die neue Mode nüchterner und ohne die ausgefallenen Inszenierungsideen weltberühmter Fotografen abgebildet ist. Lassen Sie sich in die Kundenkartei großer Versandhäuser aufnehmen. Lassen Sie sich von Freundinnen Kataloge empfehlen. Fragen Sie herum. Ohne die Kriegsbemalung, die verschwommenen Bilder und die bedrohliche Kulisse sehen die Kleider vielleicht so aus, wie sie wirklich sind.

Wenn auch das nicht funktioniert, müssen Sie sich vielleicht direkt an die Quelle alles Schönen und Schöpferischen begeben. Machen Sie sich auf in die Natur. Unternehmen Sie einen Spaziergang durch die Nachbarschaft. Spähen Sie in fremde Gärten, sehen Sie sich Blumen, Gräser, Büsche, Bäume an. **Gehen Sie auf Schönheitsexpedition; machen Sie eine Schönheitsmeditation.** Studieren Sie die verschiedenen Rottöne eines Granatapfelbaums, der über einen Gartenzaun hängt. Achten Sie auf das Rot der Früchte und den Kontrast zu den warmen, goldgelben Tönen des bunten Herbstlaubs. Genießen Sie das leuchtende Weiß der Birken vor dem strahlend blauen Winterhimmel. Untersuchen Sie die Stacheln, Riffeln und Blattformen eines Kakteengartens oder die unzähligen Grünnuancen in einem Grasbüschel, das an einer Bachböschung steht.

Tanken Sie sich mit Schönem auf. Beobachten Sie, was Ihrem Auge wohltut. Ist es der Kontrast zwischen den bunten Blättern und dem braunschwarzen Ast? Ist es die kühle, glatte Oberfläche eines großen, flachen Steines? Was empfinden Sie dieses Jahr als Augenweide? Nachdem die Natur Ihnen einen Auffrischungskurs in Sachen Schönheit erteilt hat, tragen Sie das Gelernte heim zu Ihrem Schrank. Überlassen Sie sich Ihrer Abenteuerlust. Kombinieren Sie verschiedene Grüntöne. Tragen Sie Rot mit Goldgelb. Stellen Sie aus unterschiedlichen Stoffen eine Symphonie in Grau zusammen. Suchen Sie Ihr persönliches Konzept für die Saison.

Was man beim Thema Mode nie vergessen sollte, ist ihre Flüchtigkeit. Das ist tröstlich. Jede Saison wartet mit einem neuen Bankett auf. Im Nu ist es leergeräumt, und schon wird das nächste vorbereitet. Die Saisonfolge beginnt mit der Wintersportmode im November. Ab Februar zieht der Frühling in die Geschäfte ein. Ende April, Anfang Mai kommen die Sommerkleider, im Juli die Herbstmode, und im September beginnt für die Bekleidungshäuser der Winter. Wie das Wetter, so ändert sich auch die Mode beständig. Nächsten Monat wird schon wieder alles anders aussehen. Eine andere Farbpalette wird die Schaufenster dominieren. Wenn Sie mit dem Stil der Saison nichts anfangen können, sollten Sie einfach abwarten und Tee trinken. Sie favorisieren neutrale Farben, während alles in Neon leuchtet? Entspannen Sie sich, es geht vorbei, genauso wie eine strenge Kaltfront. Die Neonfarben werden verschwinden, und in ein paar Wochen wird etwas anderes ihren Platz einnehmen.

Wenn die Mode eine Saison lang verrückt spielt,
nutzen Sie die Gelegenheit und
konzentrieren Sie sich auf die kleinen Dinge.

Lackieren Sie sich die Fußnägel in einer neuen Farbe. Kaufen Sie sich eine neue Umhängetasche. Stocken Sie Ihren Vorrat an Accessoires auf, zum Beispiel mit einem neuen Gürtel und einem Paar Ohrringe, das harmonisch auf den Gürtel abgestimmt ist. Su-

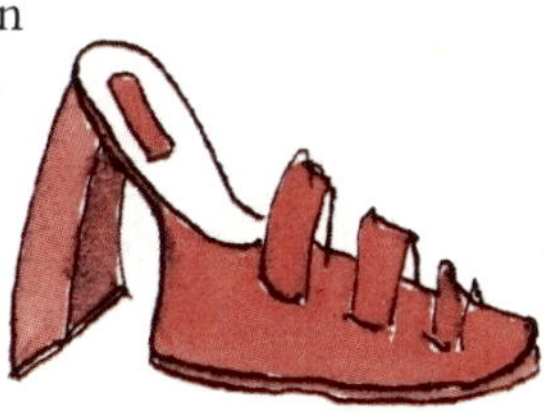

chen Sie das ultimative Paar Schuhe. Auch wenn Sie sich eine Saison lang keine Blusen, Hosen, Röcke und Pullis kaufen, werden Sie mit den sorgsam ausgesuchten Accessoires trotzdem in einem neuen Look erstrahlen – denken Sie daran, wie neu und anders ein frischgestrichenes Wohnzimmer wirkt.

Vielleicht ist es auch an der Zeit, sich obendrüber oder untendrunter neu einzukleiden. Wie wäre es mit einem neuen Mantel oder einer tollen Jacke? Eine spektakuläre »Außenhülle« macht Ihre Garderobe augenblicklich up to date. Oder sehen Sie sich nach schöner Unterwäsche um – natürlich nur nach den Dessous, von denen Sie schon seit langem träumen. Sie wissen ja: **Gutes Aussehen geht von innen nach außen.**

Vielleicht wünschen Sie sich schon lange einen Schirm mit einem Holzgriff oder eine neue Brieftasche. Legen Sie alle anderen Wünsche auf Eis, konzentrieren Sie sich auf die kleinen Dinge, die den großen Unterschied bewirken. An einer schicken Brieftasche hat man hundertmal pro Woche Freude – genausooft wie an einem Mantel oder Schirm. Richten Sie Ihr Augenmerk auf diese Details. Gönnen Sie der Kreditkarte eine Pause. Sparen Sie sich das Geld für die nächste Saison. Wer weiß, vielleicht kommen schon in ein paar Wochen Schnitte, die perfekt zu Ihrer Figur passen, Farben, die Ihre Augen leuchten lassen, und Stoffe, die so angenehm wie eine zweite Haut sind. Gönnen Sie sich die kleine Verschnaufpause. Das Leben geht weiter. Genau wie die Mode. Sie kommen auch wieder an die Reihe.

Wagen Sie etwas Neues!

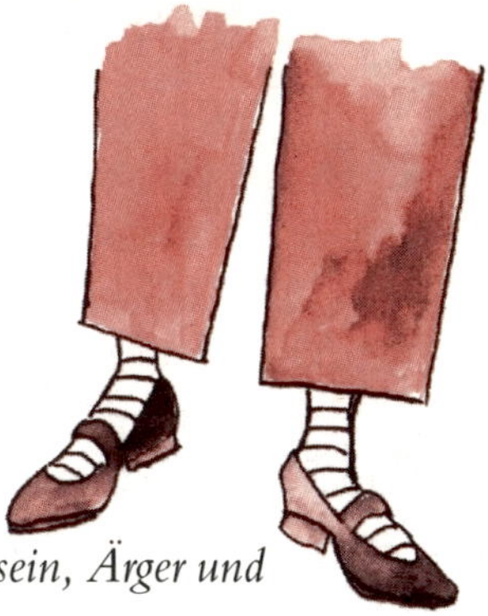

Der Gesunde reagiert auf eine eintönige Umgebung früher oder später mit Unwohlsein, Ärger und dem Versuch, sie zu ändern.

SUSANNA MILLER: *THE PSYCHOLOGY OF PLAY*

NACH ÜBER VIER JAHRZENTEN täglichen Ankleidens kann es passieren, daß sich irgendwann ein gleichförmiger Trott einstellt, aus dem man nicht mehr herausfindet. Allerdings könnte das, was Sie für eine Sackgasse Ihres Kleidungsstils halten, in Wirklichkeit eine mentale Sackgasse sein. Sich daraus zu befreien, kann Wunder in Ihrer Garderobe bewirken. Eine typische mentale Sackgasse ist die Fixierung auf das, was schiefläuft, anstatt auf das, was gut läuft. Wie leicht verrennt man sich in den Gedanken: »Wozu das ganze Theater? Meine tolle Figur ist dahin, so fantastisch wie früher werde ich in Kleidern nie wieder aussehen. Alles vergebliche Liebesmüh.« Mit Anfang Zwanzig waren Sie vielleicht schlanker, aber hatten Sie überhaupt schon Kurven? Jetzt haben Sie den Körper einer Frau, rund und sinnlich, vielleicht sogar üppig. Fabelhaft! Ihr heutiger Körper bringt Ihre Weiblichkeit viel stärker zum Ausdruck. Sie sind weicher, femininer, erotischer!

Warum versuchen wir immer am Alten festzuhalten? Weil wir Angst vor Veränderung haben? Veränderung ist unvermeidlich. Wir können die Sonne nicht davon abhalten aufzugehen, wir können nicht verhindern, daß Kalt- oder Warmfronten in unsere Richtung ziehen, wir können unsere Kinder nicht am Erwachsenwerden hindern, und wir können nichts dagegen tun, daß wir selbst uns verändern und älter und klüger werden. Es ist erstaunlich, daß die meisten Leute Veränderung als etwas Bedrohliches empfinden. Wir lassen das Ruder aus der Hand gleiten und verwenden unsere ganze Energie nur noch darauf, gegen die Veränderung anzukämpfen, wodurch das »Problem« natürlich noch größer und bedrohlicher wird.

Springen Sie ins kalte Wasser. Sehen Sie sich in Ihrer Sackgasse um, und dann schlendern Sie aus ihr fort. Bleiben Sie nicht tatenlos sitzen, sondern stehen Sie auf, und marschieren Sie in den hippen Brillenladen, um sich ein neues Gestell zu kaufen. Gehen Sie zum Friseur, und lassen Sie sich wegen einer neuen Haarfarbe beraten. **Seien Sie mutig.** Lassen Sie sich einen Termin bei einer Stilberaterin geben.

Wenn Sie zu den Veränderungen »Hallo!« sagen,
werden Ihnen die neuen Ideen nur so zufliegen.
Wundern Sie sich nicht, wenn Sie sich plötzlich
wie neugeboren fühlen!

Denken Sie nach: Was sind Ihre Sackgassen? Sie haben zwei oder drei davon. Lassen Sie mich raten. Besteht eine vielleicht darin, daß in Ihrem Kleiderschrank keine Farbe außer Schwarz vorkommt? Schwarz, Schwarz und noch mal Schwarz. Oder haben Sie eine ansehnliche Garderobe für die Arbeit, aber am Wochenende sehen Sie wie eine Vogelscheuche aus?

Wenn Sie die Dame in Schwarz sind, fangen Sie mit kleinen Farbtupfern an – ein T-Shirt in Wassermelone, ein lindgrünes

Halstuch oder ein spritziges, kleines, ärmelloses Blüschen in Rosenrot mit Perlenstickerei – und schon wird aus dem schwarzen Einerlei edles, elegantes Schwarz. Oder Sie ersetzen das Schwarz behutsam durch Mitternachtsblau, Anthrazit oder ein kräftiges Aubergine – das gibt Ihnen frischen Elan, ohne daß Sie gleich eine komplette Kehrtwende machen müssen.

Vielleicht halten Sie sich seit Jahrzehnten an Regeln, deren Ursprung Ihnen kaum noch in Erinnerung ist. Vielleicht sind Sie noch nie in etwas Schwarzes geschlüpft, weil Ihnen irgendwann mal jemand gesagt hat, Schwarz stehe Ihnen nicht. Dann könnte das Gegengift gegen Ihre Sackgasse das Experimentieren mit Schwarz sein, für den Anfang zum Beispiel mit einem Rock oder einer Hose in Schwarz, oder mit schwarzen Schuhen und Strumpfhosen. Warum nicht etwas Brandneues ausprobieren? Gönnen Sie sich den Spaß!

Oder stecken Sie in der Jogginganzugfalle? Kommen Sie aus den bequemen Teilen einfach nicht heraus? Dann ist es für Sie höchste Zeit, sich über die aktuelle Freizeitmode zu informieren. Sehen Sie sich um, Sie finden bestimmt etwas, das Bequemlichkeit mit Stil verbindet und ein kleines bißchen mehr Sex-Appeal hat! Im Ernst, wir haben es alle satt, Sie in diesen schlampigen Jogginghosen zu sehen! Verpacken Sie Ihr attraktives Ich in ein neues, spannendes Freizeitoutfit.

Immer in Hosen? Experimentieren Sie mit Röcken. Gehen Sie in ein schickes Kaufhaus, und probieren Sie sämtliche Längen an. Vielleicht entdecken Sie einen völlig neuen Look für sich. Immer in Jeans? Versuchen Sie es mit einer schmalgeschnittenen Hose mit einem kleinen Lycraanteil. Sie werden sich bequem, aber anders fühlen. Angenehm anders.

Sollte ich Ihre persönliche Sackgasse bislang noch nicht erwähnt haben, müssen Sie es selber tun. Erst wenn Sie Ihren Trott beim Namen nennen, kommt die Inspiration und führt

Sie Schritt für Schritt aus der Sackgasse heraus und zu neuen Ufern.

Lassen Sie keine Lethargie aufkommen. Wenn Sie Socken kaufen gehen, stellen Sie nicht auf Automatik und greifen nach dem, was Sie immer gekauft haben. Nehmen Sie sich die fünf Minuten, und sehen Sie sich an, was es sonst noch alles gibt. Kaufen Sie nicht einfach Socken, kaufen Sie *tolle* Socken. Lassen Sie sich von der Vielfalt an Mustern und Materialien inspirieren, und graben Sie das aus, was den Blick auf den schmalen Streifen zwischen Ihrem Hosenbein und Ihrem Schuh mit einem kleinen Highlight belohnt.

Blättern Sie Ihre Zeitschriften nach neuen Farbkombinationen durch, und kupfern Sie ab, was Ihnen gefällt. Probieren Sie Hellgrün mit Petrol aus, Apricot und Camel mit Schuhen und Gürtel in Rotbraun, Kakaobraun mit Pflaumenblau oder ein Ensemble aus verschiedenen neutralen Tönen – Zement, Sand, Eierschale.

Oder bleiben Sie bei einer Farbe, aber spielen Sie mit den Materialien. Probieren Sie aus, wie viele unterschiedliche Strukturen Sie in einem einfarbigen Outfit unterbringen. Ziehen Sie zu einer elfenbeinfarbenen Hose aus fließendem Seidensatin ein elfenbeinfarbenes Kaschmirtwinset an. Drapieren Sie einen Chiffonschal mit eingewirkten elfenbeinfarbenen Rosen um Ihren Hals. Toppen Sie das Ganze mit Satinpumps, die mit *elfenbeinfarbener* Spitze eingefaßt sind. Dazu passen ein Mondsteinring und eine gehäkelte Handtasche.

Die Segnungen des Alters sind Erfahrung, Liebe, Weisheit und Gelassenheit. Beherzigen Sie diese Werte in Ihrer Garderobe, und Sie werden göttliche Freuden erleben. Wer weiß? Ein bißchen mentales Umsteuern könnte zu einem neuen Job, einer neuen Beziehung, einem ganz neuen Leben führen!

Machen Sie zweimal jährlich ein Update!

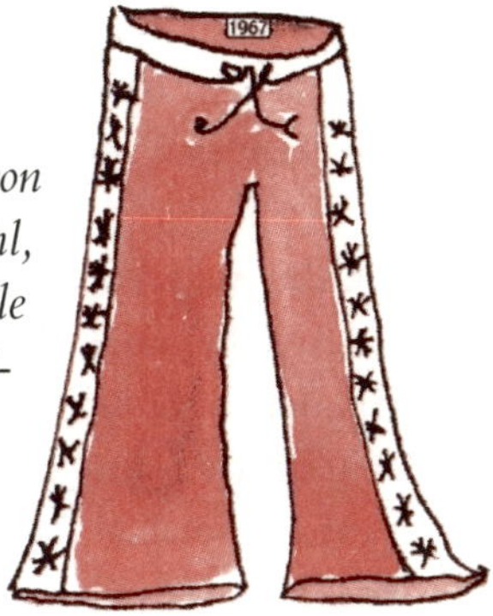

Ich habe mit aufrichtiger Bewunderung von jener Dame gehört, die erklärte, das Gefühl, makellos gut angezogen zu sein, vermittle ein Empfinden innerer Ruhe, das die Religion niemals zu geben imstande sei.

RALPH WALDO EMERSON: »SOCIAL AIMS«

ICH SASS MIT MEINER TOCHTER im Auto. Wir standen an einer Kreuzung und sahen eine Frau über die Straße gehen. Meine Tochter schüttelte den Kopf: »Sieh dir das an, die ist voll in den Achtzigern steckengeblieben! Wie kann man bloß so erstarren und sich keinen Millimeter weiterbewegen?« Sie hatte recht: Die legendäre Michael-Bolton-Frisur, blonde Krause, vorne und an den Seiten kurz, hinten lang, und hautenge, verwaschene Jeans – ein echtes Achtziger-Jahre-Fossil. Wahrscheinlich springt es einem Teenager, für den ein Jahrzehnt über die Hälfte seines Lebens ist, stärker ins Auge. Aber das Phänomen ist weit verbreitet; die Jahre ziehen ins Land, und plötzlich ist man ein Museumsstück aus einer anderen Dekade.

Es gibt im Leben viele Dinge, die regelmäßig erneuert werden müssen – Batterien, Glühbirnen, Motoröl –, weil die Sachen sonst kaputtgehen und nicht mehr funktionieren. Es gibt aber auch Dinge, die Sie regelmäßig erneuern sollten, weil Sie sonst selbst aussehen, als ob Sie nicht mehr funktionieren! Ich spreche von Frisuren, Make-up-Farben, Schminktechniken, Schuhmoden, Schmuckmoden. Halten Sie Schritt mit diesen Veränderungen, sonst werden Sie irgendwann nicht mehr ernst genommen, weil Sie den Eindruck erwecken, Sie wären zehn oder zwanzig Jahre irgendwo eingesperrt gewesen.

Machen Sie zweimal im Jahr ein Update. Beginnen Sie damit, die Aufgaben, die ich Ihnen am Anfang dieses Buches empfohlen habe, noch einmal zu machen. Wiederholen Sie die verschiedenen Übungen. Blättern Sie auch wieder einen Stapel Zeitschriften durch, und reißen Sie heraus, was Sie anspricht. Aktualisieren Sie Ihren Ordner, bis er wieder die Quintessenz Ihres aktuellen Geschmacks enthält. Sortieren Sie aus, was kein Hochgefühl mehr in Ihnen hervorruft, und fügen Sie neue Bilder hinzu, die Sie heute begeistern. Wenn Sie das Gefühl haben, »Ach was, die Mühe spare ich mir; es läuft doch alles ganz gut«, denken Sie bitte noch mal nach. **Fragen Sie sich: Was möchte ich JETZT durch meine Kleidung zum Ausdruck bringen?** Lauschen Sie in sich hinein. Sie sind ein Mensch, der sich entwickelt. Bleiben Sie nicht einfach dort stehen, wo Sie letztes Jahr waren. Stellen Sie sich die Fragen, die Sie in die Gegenwart bringen. Überlegen Sie von neuem, was Ihre Garderobe leisten soll und was Sie mit Ihrer Erscheinung erreichen wollen. Nehmen Sie das Thema genauso ernst wie Ihre privaten oder beruflichen Ziele, die Sie ja auch in gewissen Zeitabständen neu formulieren. Nehmen Sie sich die Muße, und gönnen Sie sich das Vergnügen, darüber nachzudenken, wohin Sie sich entwickelt haben und wie Sie sich hier und heute darstellen wollen. Sie tun damit Ihrer Gesundheit einen Gefallen! Schon eine winzige Anpassung fühlt sich großartig an! Als ob Sie sich selber durch eine Fotolinse betrachten und das Bild schärfer stellen.

Planen Sie die nötige Zeit im voraus ein. Sehen Sie in Ihren

Kalender, legen Sie die Termine für Ihre Updates fest, und reservieren Sie genügend Zeit für die einzelnen Übungen. Am günstigsten sind die Wochen vor Saisonbeginn, also kurz vor Frühjahrs- und kurz vor Herbstanfang. Dann liegen Sie im gleichen Timing wie die Modehäuser und können beim Shoppen darauf zählen, in den Geschäften zu finden, was Sie suchen.

Natürlich gibt es auch außer der Reihe immer wieder Anlässe für eine kleine Auffrischung Ihres Outfits, sei es beruflicher Art – eine Tagung –, sei es privater Natur – ein Klassentreffen, die Hochzeit einer Freundin oder sogar Ihre eigene. Nehmen Sie diese Anlässe als willkommene Gelegenheit, zum Friseur, zur Maniküre oder zur Make-up-Beratung zu gehen, genauso wie Sie den angekündigten Besuch der Schwiegereltern als Motivation nutzen, das Badezimmer frisch zu streichen und die alten Zeitungen wegzuwerfen.

Wenn Sie Ihr Update zu Saisonbeginn machen, können Sie beim Wegpacken der Wintersachen und Hervorholen der Sommersachen – oder umgekehrt – gleich Ihren Kleiderschrank ausmisten. Trennen Sie sich von Dingen, die eindeutig Fehlkäufe waren oder von denen Sie jetzt schon wissen, daß sie keine zweite Saison überdauern werden. Nehmen Sie sich die Zeit, alles, was Sie für die kommende Saison aus Schachteln und Koffern holen, kurz anzuprobieren, bevor Sie es in den Schrank hängen. Finden Sie immer noch Gefallen daran? Sind Änderungen nötig, damit dieses oder jenes Teil zu Ihrem aktuellen Ich paßt? Vielleicht fühlt sich der Blazer, den Sie letztes Jahr fast täglich getragen haben, stumpf und langweilig an. Dann sollten Sie ihm ein Begräbnis erster Klasse ausrichten und sich unverzüglich über seine Nachfolge Gedanken machen. Gibt es eine Farbe, nach der Sie dieses Jahr verrückt sind? Falls Sie Ihre Haarfarbe geändert haben, wird Ihre Garderobe auch ein paar neue Farben brauchen.

Suchen Sie sich eine gute Kosmetikerin, möglichst eine, die älter als sechzehn ist und sich mit Hauttypen auskennt. Lassen Sie sich von ihr regelmäßig zu Saisonbeginn über die aktuellen Make-up-Farben und die neuesten Utensilien und Techniken informieren. Wenn Sie Ihre Lippenstiftfarbe schon genauso lange tragen wie Ihre alten Jeans, brauchen Sie dringend etwas Neues!

Machen Sie eine Stilberaterin ausfindig. Sie kann Ihnen helfen, eingefahrene Gewohnheiten zu erkennen und hinter sich zu lassen und die Vision Ihres neuen Selbst umzusetzen. Eine Stilberaterin kann Sie über Ihre Proportionen aufklären, über neue Stoffe, Trends und Stile auf dem laufenden halten und aus dem aktuellen Angebot gezielt das herausfiltern, was zu Ihnen paßt. Sie ist in Sachen Mode immer gut informiert, und sie hat Übung darin, Ihnen zuzuhören, Ihre Wünsche in Lösungen umzusetzen und Ihre Garderobe den Veränderungen in Ihrem Leben anzupassen. Die Kosten für eine professionelle Beratung machen sich im Handumdrehen bezahlt – rechnen Sie sich aus, wieviel Geld Sie schon durch Fehlkäufe verloren haben. Wenden Sie sich einfach an die Association of Image Consultants International (www.aici-germany.de), dort wird man Ihnen eine Beraterin in Ihrer Nähe empfehlen.

Ein entscheidender Nachteil unserer Altersklasse besteht darin, daß wir viel Zeit hatten, uns in Sackgassen herumzutreiben, ohne es zu merken. Eine fachkundige Beraterin kann Sie aus Ihren Routinen herausholen und Ihnen zu einer Garderobe und einem Make-up verhelfen, in dem Sie sich wohl fühlen. Das sollte Ihnen ein paar hundert Euro wert sein, denn es befreit Sie nicht nur von unbewußten Irrtümern, sondern auch von dem schlechten Gewissen, das sich zusammen mit den Irrtümern in Ihrer Garderobe eingenistet hat wie ein schlechter Mieter.

Insidertipps

Die Zeit ist ein Schneider, der auf Veränderungen spezialisiert ist.

FAITH BALDWIN: *FACE TOWARD THE SPRING*

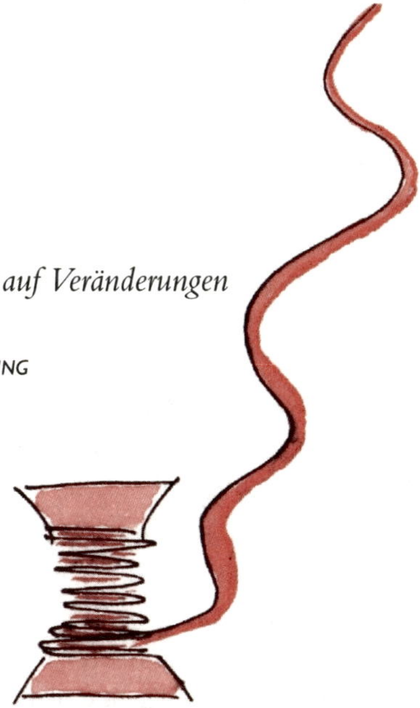

ICH BESCHÄFTIGE MICH FÜNF TAGE die Woche mit Kleidern und Menschen. Lassen Sie sich ein paar Insidertipps von mir geben, die Ihnen eine Menge Zeit, Geld und Ärger ersparen werden.

Sie können jedes beliebige Kleidungsstück im Handumdrehen aufwerten, indem Sie in einen guten Knopfladen gehen und sich ein paar edle, klassische Knöpfe kaufen. Wenn Sie mit Nadel und Faden nicht umgehen können, lassen Sie die Knöpfe in Ihrer Reinigung auswechseln. Das Kostüm, das Sie zu einem moderaten Preis erstanden haben, wird auf einen Schlag um zweihundert Euro teurer aussehen. Bekleidungshersteller nutzen alle Möglichkeiten der Kosteneinsparung, und einer der simpelsten Tricks ist die Verwendung billiger Plastikknöpfe.

Auf die Kleidungsstücke, die zu den grundlegenden Sachen der kommenden Saison gehören, stürzen sich die Kunden in den Geschäften als erstes. Wenn Sie nicht vorausschauend planen, sind die Wintermäntel bereits ausverkauft, ehe Sie überhaupt gemerkt haben, daß Sie einen neuen brauchen. Während sich die Läden im Herbst mit Wollsocken, Flanellpyjamas und langer Unterwäsche füllen, herrscht draußen vielleicht noch ein angenehmer Altweibersommer. Aber schon bald werden die Temperaturen fallen, und dann schauen Sie in Ihre Sockenschublade und finden gähnende Leere vor – die gleiche gähnende Leere, die Sie dann womöglich in den Geschäften vorfinden. Beginnen Sie also beizeiten mit der Planung. Denken Sie auch an die Kleidungsstücke, die man darunter trägt, also die kurz- und langärmligen T-Shirts, die Bodys, die Rollis und dergleichen, die Sie zu Röcken wie Hosen, zum Wandern ebenso wie ins Büro anziehen. Solche Stücke sollte man sich immer gleich in mehrfacher Ausfertigung anschaffen.

Viele meiner Kundinnen schätzen es, in Geschäften einzukaufen, die einem eine lange Gnadenfrist für die Rückgabe einräumen. Bis man seine Garderobe für die ganze Saison komplett hat, können ein paar Wochen vergehen. Bezahlen Sie mit Kreditkarte, und bewahren Sie die Quittungen sorgsam auf, solange Ihre Suche noch andauert. Nehmen Sie sich Zeit, um zu Hause alles in Ruhe anzuprobieren. Zum Planen braucht man Muße. Prüfen Sie daheim vor dem großen Spiegel, wie die potentiellen Neuanschaffungen sich ins Gesamtbild fügen. Es ist oft erstaunlich, wie anders etwas aussehen kann, wenn das Neonlicht der Umkleidekabine, das Gewusel der Verkäuferinnen und der Druck, etwas zu finden, wegfallen. Sie werden sofort wissen, was Sie behalten werden und was zurück ins Geschäft wandern wird – rechtzeitig vor Ablauf der Gnadenfrist.

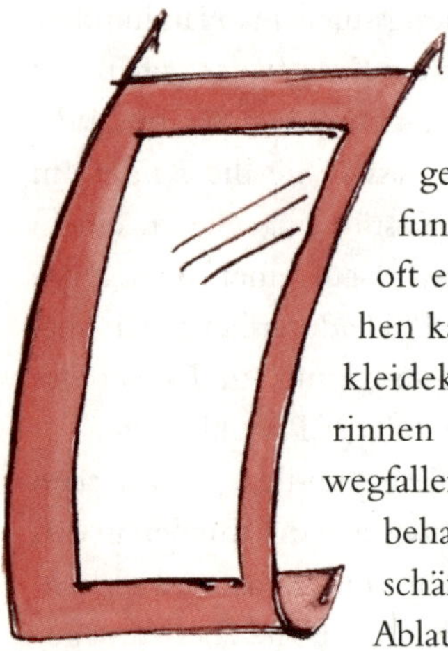

Falls Sie den eben erwähnten großen Spiegel nicht besitzen, investieren Sie noch in dieser Woche das nötige Geld und schaffen Sie sich einen an. Ein Ganzkörperspiegel, in dem Sie sich von Kopf bis Fuß sehen können, ist ein absolutes Muß. Sie wollen doch das Meisterwerk, das Sie sind, in voller Größe genießen! Hängen Sie den Spiegel dort auf, wo Sie sich anziehen, und achten Sie auf gute Beleuchtung.

Wenn Sie im Sommer geschlossene Schuhe tragen, ziehen Sie »Füßlinge« an, wie man sie beim Anprobieren von Schuhen benutzt; das schützt Ihre pedikürten Zehen. Streuen Sie außerdem großzügig Fußpuder in die Schuhe, damit die Füße nicht festkleben. Fußpuder hält Ihre Füße angenehm kühl.

Apropos kühl, hier ein Tipp, wie Sie vermeiden können, bei heißem Wetter durchgeschwitzt auszusehen. Ein Sport-BH unter dem zugeknöpften Blazer hilft Ihnen, transpirationsfrei zu bleiben. Falls nötig, können Sie zusätzlich Ihr Deo auch unter den Brüsten auftragen.

Halten Sie im Schuhschrank einen schwarzen und einen braunen Filzstift bereit. Damit können Sie an den Schuhen Ränder oder kleine Stellen, an denen die Farbe abgestoßen ist, schnell ausbessern.

Benutzen Sie ein Antistatikspray, um Ihre Kleidung gegen elektrostatische Aufladung zu immunisieren. Packen Sie auf Reisen einzeln verpackte feuchte Tücher ein; damit lassen sich kleinere Flecken sofort entfernen.

Ein hübsches Brillenetui in Silber, Gold oder aus Stoff dient im Notfall als Abendtäschchen. Es läßt sich ausgezeichnet im Restaurant oder bei einer Essenseinladung auf dem Tisch ablegen und bietet genug Platz für den Zimmerschlüssel, einen Lippenstift und etwas Geld.

Ein Kaschmircape sollte ganz oben auf Ihrer Wunschliste stehen. Sie können es über Freizeitkleidung (zum Beispiel im Fußballstadion) ebenso tragen wie über einem Geschäftskostüm. Es paßt sogar zum Abendkleid – bei dem man oft genug nicht weiß, was man darüber anziehen soll. Und es macht sich auf Reisen nützlich, wo man es auf dem zugigen Flughafen oder im kalten Flugzeug zur kuscheligen Decke umfunktionieren kann.

Folgen Sie nicht blind einem Designer. Entwickeln Sie ein Gefühl dafür, was Ihnen steht und was nicht. Markenkleidung ist nicht unbedingt Garant für gutes Aussehen.

Auch Designer können sich irren, zum Beispiel wenn sie ein Modell für Mollige aus einem festen Stoff entwerfen. Wir sind alle viel zu markengläubig. Auf Ihr Wissen ist mehr Verlaß als auf einen großen Namen.

Und denken Sie daran: Nur weil etwas
»in«
ist, muß es noch lange nicht
das Richtige für Sie sein.

Frisuren machen Leute

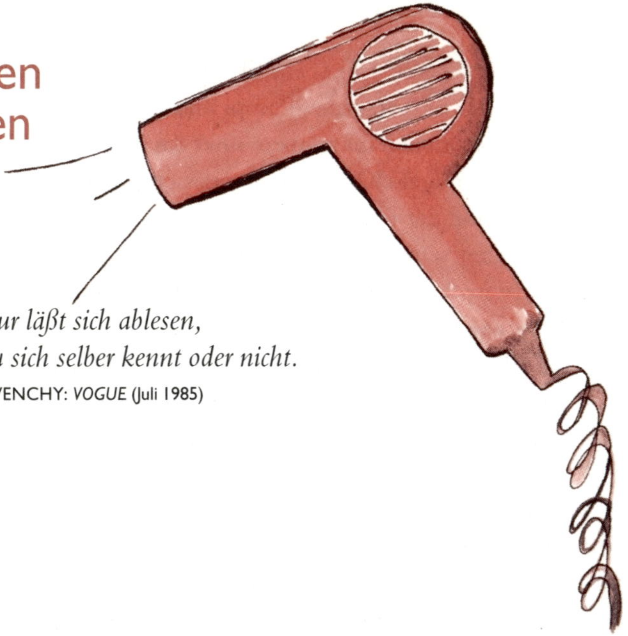

An der Frisur läßt sich ablesen,
ob eine Frau sich selber kennt oder nicht.
HUBERT DE GIVENCHY: *VOGUE* (Juli 1985)

EIN TOLLER NEUER HAARSCHNITT oder eine umwerfende neue Haarfarbe kann sich positiver auf Ihre Grundstimmung auswirken als ein halbes Jahr Therapie. Sie sehen frischer und jünger aus und bringen die Leute auf den Gedanken, Sie hätten eine Affäre.

Umgekehrt kann ein schlechter Schnitt oder, noch schlimmer, überhaupt kein Schnitt für anhaltend schlechte Laune sorgen. Auch die schönsten Naturlocken wollen in Form gebracht sein. Hier sind ein paar Tipps und Tricks, die Ihnen helfen werden, jeden Tag einen Good Hair Day zu haben.

Wenn Sie einen neuen Friseur zum ersten Mal aufsuchen, machen Sie sich für den Termin schön, und sorgen Sie dafür, daß er Sie in voller Länge in Ihrer eigenen Garderobe sieht, bevor Sie in den Umhang schlüpfen. Der Friseur muß eine Vorstellung davon bekommen, mit wem er es zu tun hat. Sein erster Eindruck wird entscheidend dazu beitragen, daß Sie den Haarschnitt bekommen, der zu Ihrem Lebensstil paßt und Ihren Geschmack trifft. Wenn Sie in Ferragamo-Pumps und einem raffiniert geschnittenen Kostüm hereinkommen, sinkt das Risiko, daß Sie den Salon mit einem Igelschnitt wieder verlassen. Zeigen Sie, wer Sie sind, dann muß der Friseur nicht rätseln. Einer Werbemanagerin, die im engen, schwarzen Ledermini mit knallig pinkfarbenem Kaschmirtwinset und trendigen Plateauschuhen auftaucht, wird er bestimmt keinen Pagenschnitt schneiden, bei dem jede Strähne wie angeklebt sitzt. Wenn Sie dagegen ungeschminkt und im Jogginganzug über seine Schwelle treten, können Sie nur noch beten. Geben Sie dem armen Mann eine Chance! Bieten Sie ihm irgend etwas, womit er arbeiten kann.

Machen Sie keinen Bogen um Salons, in denen laute Musik spielt, die Angestellten gekleidet sind, als kämen sie von einem anderen Stern, und die Kunstwerke an den Wänden erschrekkend aussehen. Die Chancen stehen gut, daß Sie gerade dort Leute finden, die sowohl handwerklich als auch in Sachen Stil und Mode auf dem allerneuesten Stand sind. Hier finden Sie die Kompetenz, die Sie wünschen.

Wenn Sie stolz auf Ihre grauen Haare sind und sie in der Naturfarbe tragen, lassen Sie sich einen smarten, pfiffigen, aktuellen Schnitt machen, dann wirkt das Grau nicht alt, sondern lebendig und witzig.

Lassen Sie sich über die aktuellsten Tön- und Färbetechniken informieren. Ihre gebleichten Strähnen sind womöglich out, während eine Kombination aus hellen und dunklen Strähnchen in ist. Farben machen enorm viel aus. Zu dunkel gefärbtes Haar kann einen zu harten Kontrast zur Haut herstellen, der jedes einzelne Fältchen, und sei es noch so klein, wie in grellem Neonlicht herausstellt. Außerdem wirkt es leicht albern, wie ein lauter Ausruf – alle mal hersehen, ich habe mir die Haare gefärbt!

Loyalität ist eine Tugend, aber wenn es um Ihre Haare geht,

kann sie leicht zum Nachteil werden. Angenommen, Sie werden träge und Ihr Friseur gehört nicht zu den Kreativen seines Fachs, die sich immer für die neuesten Trends interessieren, keine Tagung verpassen und Ihre Kundinnen animieren, öfter mal was Neues auszuprobieren – dann könnte es passieren, daß Sie Monat für Monat, Jahr für Jahr immer den gleichen, alten Zopf tragen. Riskieren Sie was, verlassen Sie die bequemen, eingefahrenen Gleise. Zwingen Sie sich dazu, den Friseur zu wechseln und zu jemandem zu gehen, der einen neuen, unvoreingenommenen Blick auf Ihre Haare wirft.

Machen Sie sich die Mühe, Ihren Friseur über wichtige Änderungen auf dem laufenden zu halten. Wenn er Sie seit zwölf Jahren nur als brave Hausfrau kennt, machen Sie ihn mit der spontanen, abenteuerlustigen Lady in Samthosen mit Leopardenoptik bekannt, die Sie vor kurzem in sich entdeckt haben. Nur dann kann er mit Ihnen Schritt halten. Wenn Sie merken, daß er es dennoch nicht kann, suchen Sie sich einen anderen Friseur.

Wenn Sie an einem Ort neu zugezogen sind, halten Sie Ausschau nach Frauen, die ähnliches Haar wie Sie selbst haben – hinsichtlich Dicke, Farbe, Volumen. Wenn Ihnen ihr Schnitt gefällt, hat offenbar jemand gute Arbeit geleistet. Fragen Sie, wer das war.

Ein Friseur, der gut schneidet, muß nicht automatisch auch gut mit Farben sein. Suchen Sie sich im Zweifelsfall zwei verschiedene Friseure, einen für den Schnitt, einen fürs Färben.

Seien Sie nicht mißtrauisch, wenn ein Friseur Ihnen ein Produkt empfiehlt, das er in seinem Salon verkauft. Er verdient sich an dem Zehn-Euro-Shampoo keine goldene Nase, das dürfen Sie mir glauben. Pflegeprodukte werden immer für spezielle Anforderungen entwickelt. Ihr Haar könnte von einem Voluminizer, einem glättenden Festiger, einer Mousse oder einem Gel profitieren. Ihr Friseur weiß am besten, was gut für Ihr Haar ist.

Und wenn Sie letzten Monat erst ein Produkt für Ihre Haare gekauft haben, mit dem Sie nicht zurechtkommen? Werfen Sie es weg. Bleiben Sie offen für Neues. Manchmal sind mehrere Versuche nötig, bis man das Richtige gefunden hat. Sie kaufen auch mehrere Jeans, bis Sie bei der gelandet sind, die wirklich paßt. Das ist eine größere Ausgabe als ein Haarprodukt zu zehn Euro. Werfen Sie alles weg, womit Sie unzufrieden sind, oder geben Sie es bei einem Frauenhaus ab, damit es anderen zugute kommt. Den Badezimmerschrank voller Produkte zu haben, die man nicht benutzt, ist kein Grund, auf etwas zu verzichten, das Ihre Chancen auf unzählige Good Hair Days verbessert.

Verlassen Sie sich auf den Rat von Profis. Seien Sie keine Besserwisserin. Ihr Friseur hat fünf Tage die Woche mit Haaren zu tun. Seien Sie auch kein Angsthase. Probieren Sie neue Dinge aus. Seien Sie offen für einen völlig anderen Schnitt oder eine neue Länge. Eine tolle Frisur kann Ihr stärkstes Kapital sein. Lassen Sie die langen Schnittlauchlocken aus den Collegetagen hinter sich, und suchen Sie nach der Frisur, die Ihr gegenwärtiges Leben und Ihre gegenwärtige Grundstimmung widerspiegelt.

Gegen Muttis Regeln verstoßen

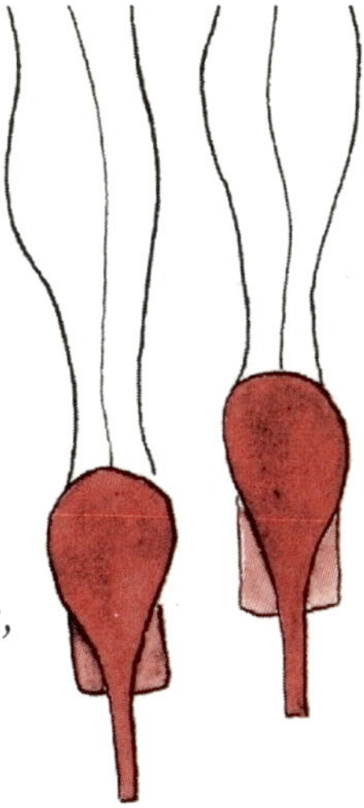

Worin das Geheimnis einer überzeugenden Erscheinung liegt? Ganz einfach: man selber zu sein. Was für einen Sinn hat es, wie ein Pekinese aussehen zu wollen, wenn man ein Jagdhund ist?

EDITH SITWELL: *WHY I LOOK AS I DO*

LACKSCHUHE HOLT MAN AN OSTERN HERAUS, nach dem Erntedankfest trägt man kein Weiß mehr, und Wildlederschuhe sind für den Winter, hat Mutti gesagt. Sie ist in einer Zeit aufgewachsen, als das Leben noch in ordentliche Schubladen aufgeteilt war. Familien hatten einen Vater und eine Mutter. Der Vater ging arbeiten, und die Mutter blieb daheim bei den Kindern. Heute gibt es Familien mit zwei Vätern oder zwei Müttern; heute sind Frauen Kranführerinnen, und Mädchen dürfen ihre Wildlederschuhe das ganze Jahr über tragen, den ganzen Winter lang in Weiß herumlaufen und Lackschuhe anziehen, wann immer sie wollen.

Hieß eine der Regeln Ihrer Mutter: Von guten Sachen soll man immer gleich zwei kaufen? Bei Kondomen ist das sicher sinnvoll, bei T-Shirts empfiehlt es sich manchmal, aber nicht immer. Und bei einem Rock laufen Sie Gefahr, daß er zu dem Zeitpunkt, wo Sie das zweite Exemplar aus dem Schrank holen, längst aus der Mode ist. Die Mode ändert sich beständig, genau wie Sie selbst. Kleidung für die Zukunft zu bunkern, ist Unsinn. Genießen Sie die Gegenwart.

Immer ladylike aussehen. Ach was, Ladys, manchmal haben wir einfach Lust, die Schlampe herauszukehren, oder etwa nicht? Zeigen Sie Haut, ziehen Sie Ihre Slingbacks an, lackieren Sie sich die Nägel rubinrot, tragen Sie in allem etwas dicker auf als sonst. Lassen Sie sich nicht vom Ernst des Lebens auffressen, seien Sie auch mal für einen Spaß zu haben – und schaffen Sie sich dafür hübsche Freizeitmode an. Warten Sie nicht auf morgen, denn »morgen« hat die Eigenart, nie zu kommen. Greifen Sie heute zu. Egal, ob es ein Paar kanariengelbe Keds sind oder ein verbeulter Strohhut, mit dem Sie sich am Sonntagmorgen zum Zeitunglesen in ein Straßencafé setzen – sorgen Sie dafür, daß Ihr Kleiderschrank auch ein paar Gags auf Lager hat.

Das ist was für dich, Mädchen – das würde dir ausgezeichnet stehen. Machen Sie folgenden Test. Wenn Sie das nächste Mal aus einer Umkleidekabine kommen und in den Spiegel schauen, fragen Sie sich, ob Sie in dieser Aufmachung Ihrer Mutter gefallen würden. Falls ja, gehen Sie zurück in die Kabine, ziehen Sie das Teil sofort aus, und schlüpfen Sie in etwas, das Ihnen selber gefällt. Versuchen Sie nicht die Erwartungen anderer Leute zu erfüllen, sondern hören Sie auf sich selbst. Lassen Sie sich von Menschen, denen Sie vertrauen, ihre Meinung sagen, aber dann treffen Sie die Entscheidung selbst. Erarbeiten Sie sich Ihren eigenen Standpunkt, dann brauchen Sie sich nicht von den Meinungen anderer beeinflussen zu lassen.

Spar dir das für sonntags auf, Schätzchen, für werktags ist das zu schade. Sperren Sie gute Kleider nicht in den Schrank. Führen Sie sie aus, fünf Tage hintereinander, wenn Ihnen danach ist. Kleider können eine ganze Stange Geld kosten. Erinnern Sie sich an unsere Rechnung, wie hoch die Kosten für das einmalige

Tragen ausfallen? Je öfter Sie ein Kleidungsstück tragen, desto günstiger fällt diese Rechnung aus – und allein daran bemißt sich der reale Wert Ihrer Anschaffung. Wenn Sie ein bißchen planen und Kleidungsstücke kaufen, die sich flexibel kombinieren lassen, können Sie mit den gleichen Sachen tagsüber zur Arbeit und nach Feierabend ins Restaurant gehen. Außerdem fühlt es sich gut an, besondere, hochwertige Kleidung zu tragen. Sparen Sie sich ein tolles Kostüm nicht für besondere Anlässe auf, sondern schaffen Sie besondere Anlässe, um Ihr tolles Kostüm zu tragen.

Schau immer zuerst nach Sonderangeboten. Sie sind den vollen Preis wert! Wenn Sie als Kind mit Sonderangeboten aufgewachsen sind, fühlen Sie sich womöglich wie eine Verräterin, wenn Sie etwas kaufen, das weder von einem Wühltisch noch von einem LKW runtergefallen ist. Woher kommt diese Haltung? Ursprünglich hatte sie ihren Grund wohl in echtem oder eingebildetem Mangel. Aber trifft das noch auf Ihr heutiges Leben zu? Wenn Sie Ihren Geschmack ebenso wie Ihre Wünsche und Ihren realen Bedarf kennen, ist überhaupt nichts dabei, loszugehen und sich die Sachen zu kaufen, ob verbilligt oder nicht. Denn die Investition wird sich auszahlen, weil Sie erstens die Kleidung, die Sie kaufen, auch wirklich tragen, und weil Sie zweitens auch noch auf anderen Ebenen davon profitieren. Neben dem Schutz gegen Wind und Wetter dient Ihre Garderobe auch der Imagepflege, dem Ausdruck Ihres persönlichen Stils und der Selbstachtung. Vergessen Sie nicht, auch Zeit und Energie in Anschlag zu bringen, wenn Sie kalkulieren, welchen Wert ein Kleidungsstück für Sie hat, sprich, welchen Preis Sie dafür zu zahlen bereit sind. Die Suche nach Sonderangeboten ist zeitaufwendiger und bringt zusätzliche Mühe und Streß mit sich, ganz zu schweigen von schlechter Laune. Setzen Sie Ihre Vernunft an die erste Stelle, nicht ererbte Gewohnheiten.

Sprich nicht mit Fremden. Sprechen Sie mit Fremden! Wenn Sie eine Frau sehen, deren Outfit Sie großartig finden, teilen Sie es ihr mit. »Entschuldigung, aber ich möchte Ihnen sagen, daß Sie fantastisch aussehen.« Es ist nichts dabei, es ist eine nette Geste, und es gibt niemanden, dem so ein Kompliment nicht guttut. Außerdem ist es eine gute Gelegenheit, um Anregungen für sich selber zu bekommen. Wenn Sie einer Frau sagen, daß Sie ihre Frisur klasse finden, können Sie sie gleich fragen, zu welchem Friseur sie geht.

Nimm Beige. Beige paßt zu allem. Stop. Beginnen Sie den Aufbau Ihrer Garderobe nicht mit einer Ausgangsfarbe, die Sie vielleicht gähnend langweilig finden. Wenn Beige für Sie ein Synonym für puren Luxus ist, dann und nur dann sollten sie Beige kaufen. Jeder hat sein eigenes »Beige«. Damit meine ich, daß jeder eine Handvoll Farben hat, die er liebt und die ihm wirklich gut stehen. Meist sind es Farben, die in irgendeiner Beziehung zu Ihrer Haar- oder Augenfarbe oder Ihrem Teint stehen. Vielleicht ist Ihr »Beige« ein mattes Olivgrün, weil es Ihre brünetten Haare zum Leuchten bringt. In jedem Fall ist es klüger, eine Garderobe um eine Farbe herum aufzubauen, die großartig aussieht, weil sie zu einem paßt, als um eine Farbe, von der einem einst eingetrichtert wurde, sie passe zu allem. Manche Frauen sind mit einer Garderobe glücklich, die sich auf zwei bis vier miteinander harmonierende Farben beschränkt. Andere lieben es möglichst bunt. Wenn Sie zu den letzteren gehören, werden sie mit Beige kein Glück finden. Dann sollten Sie gegen Mutters Regel verstoßen und darauf achten, daß Ihr Kleiderschrank immer aussieht wie ein frisch geöffneter Kasten Pastellkreiden.

Meinst du nicht, das ist ein bißchen zu jugendlich für dich? Falls Sie es sich von Ihrer Figur her erlauben können, sich zusammen mit den Dreizehnjährigen in der Kinder- und Jugendabteilung einzukleiden, könnte an Mutters Frage etwas dran sein – muß aber nicht. Sie brauchen ein kritisches Auge. Ich habe durchaus schon für fünfzigjährige Kundinnen in der Kinderabteilung großartige Teile gefunden, die in den Rang von Lieblingssachen aufstiegen und jahrelang in Gebrauch blieben. Seien Sie wählerisch – kaufen Sie nicht Ihre gesamte Garderobe in der Juniorabteilung, denn das geht sicher schief. Im allgemeinen sind die Preise in der Juniorabteilung niedriger; Teenager geben weniger Geld für Kleidung aus als ihre Mütter. Die Stoffe sehen oft billiger aus (weil sie billiger sind), und die Qualität rechtfertigt nicht immer den Preis. Wenn Sie etwas gefunden haben, das für Sie in Frage kommt, sehen Sie sich das Teil genau an. Eventuell ist es sinnvoll, die eine oder andere Naht verstärken oder die Knöpfe nachnähen zu lassen.

Zu guter Letzt möchte ich Ihnen noch etwas sagen, das Sie von Ihrer Mutter nicht gehört haben können, weil Sie erst Anlaß dazu gaben, als Sie schon erwachsen waren. Ich halte es für meine Pflicht, Sie darauf aufmerksam zu machen. Verlassen Sie das Fitnessstudio nicht in Ihrem Fitnessdress, wenn Sie anschließend noch zum Supermarkt oder ins Einkaufszentrum gehen wollen. Für diesen Anblick müßten Sie den Leuten Geld abknöpfen. Normale Passanten möchten nicht auf einem Einkaufsbummel Ihr Hinterteil im hautengen Fitnessbody sehen, egal wie knackig es ist. »Sei so nett«, möchte ich mit Shirley McLaine (in *Jahre der Zärtlichkeit*) sagen, »geh erst mal nach Hause, und zieh dir was anderes an.«

Seien Sie nett zu sich selbst!

Die Freundlichkeit zu kultivieren ist eine der wichtigsten Fertigkeiten im Handwerk des Lebens.

SAMUEL JOHNSON, ZITIERT IN
THE LIFE OF SAMUEL JOHNSON
VON JAMES BOSWELL

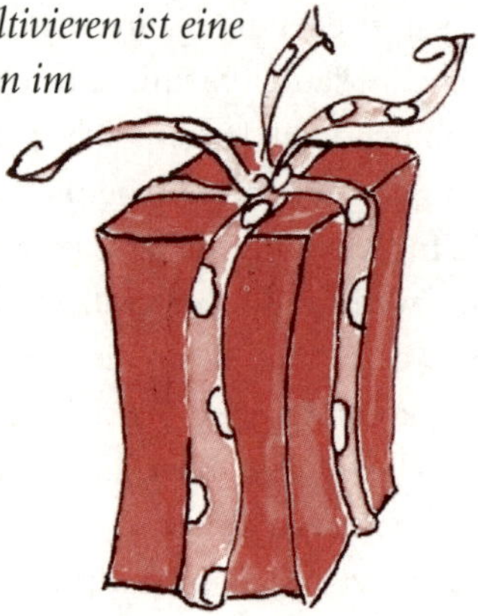

WENN SIE EINEN RICHTIG schlechten Tag haben, lassen Sie Ihren Frust nicht an sich selber raus, indem Sie sich in Ihre engsten Jeans zwängen, ungeschminkt aus dem Haus gehen oder sich von Kopf bis Fuß in Schwarz kleiden. Legen Sie etwas Lippenstift auf, ziehen Sie etwas Buntes an, suchen Sie sich bequeme Sachen. Morgen ist auch wieder ein Tag. Komplimente, die man an einem schlechten Tag bekommt, sind ein besonders köstlicher Nektar. Sie haben ihn verdient.

Ich kenne eine Frau, die während ihrer Scheidung durch ein wahres Jammertal ging. Sie hatte Tage, an denen sie fit war und halbwegs funktionierte, und dann wieder Tage, an denen sie einfach nicht aus dem Bett kam. Sobald sie einigermaßen in Form war, ging sie nach draußen und kümmerte sich um all die lästigen Kleinigkeiten, die nötig sind, wenn man sein Leben von Grund auf neu entwerfen muß. In diesem Herbst besuchte sie zum ersten Mal allein den Elternabend zu Schuljahresbeginn.

Als sie durch die Türe trat und die unzähligen Paare sah, Sarahs Eltern, Lindseys Eltern, Erikas Eltern, hatte sie das Gefühl, jeder könne das riesige Loch sehen, das bei ihr an der Stelle klaffte, wo früher ihr Selbstbewußtsein war.

Nachdem der Stundenplan und die Regeln für die Hausaufgaben vorgestellt worden waren, wandten sich alle zum Gehen. Als Jennifers Mutter, die sie noch aus den Zeiten kannte, in denen ihre Kinder in der gemeinsamen Krabbelgruppe waren, auf sie zukam, fühlte sie sich, als wäre sie splitterfasernackt. Jennifers Mutter sagte: »Hallo, wie geht's? Du siehst blendend aus! Geht es dir gut?«

Sie sah keinen Anlaß, Jennifers Mutter die ganze Geschichte zu erzählen. Aber die Tatsache, daß man ihr anscheinend die traurigen Ereignisse des Sommers nicht an der Nasenspitze ansehen konnte, war ein vorübergehender Trost. Eines Tages würde sie wieder sagen können, es gehe ihr gut. Ein Kompliment wie das von Jennifers Mutter war schon ein Schritt auf dem Weg zur Besserung. Ihr angeknackstes Selbstbewußtsein würde ihr blendendes Aussehen schon wieder einholen.

Manchmal hat man das Gefühl, die eigene Seele wäre schutzlos den Blicken der anderen ausgesetzt. **Aber sie ist nicht schutzlos – die Kleider schützen sie.** Und diese Kleider können Ihren Geschmack zum Ausdruck bringen, Ihre Schönheit erstrahlen lassen, Ihrem Körper guttun. Sie können lauter als Ihre Worte sein, sie können Ihre Gedanken und Ängste übertönen. Sie können Harmonie und Ausgeglichenheit ausdrücken, während in Ihren Gefühlen das blanke Chaos herrscht. Ihre Kleider sprechen, bevor Sie den Mund aufmachen. **Ihre Kleider können schöne Dinge über Sie sagen, auch wenn Sie weit und breit nichts Schönes auf der Welt sehen.**

Es gibt tausenderlei Dinge, die einem auf die Stimmung schlagen können – ein geplatzter Scheck, schmutziges Geschirr, eine leere Milchtüte oder ein Anrufbeantworter, auf dem keine neuen Nachrichten sind, während man sehnlichst auf eine bestimmte hofft. Wir ärgern uns ein paar Minuten, ein paar Stunden, ein paar Tage lang. Was kann es schaden, wenn in einer solchen Situation Ihre Kleider, die Ihrer Haut doch am nächsten sind, nette Dinge über Sie sagen, selbst wenn aus Ihrem Mund nur mißmutiges Gebrumm kommt? Das ist kein Selbstbetrug. Lassen Sie sich von Ihren Kleidern auf den rechten Weg bringen. Lassen Sie Ihre Kleider für sich ein Lächeln ernten, Ruhe ausstrahlen, Gelassenheit behaupten, Heiterkeit inszenieren.

Ich weiß, wovon ich spreche. Ich bekomme ein regelmäßiges Feedback von meinen Kundinnen. Mary sagte: »Es geht mir so gut, seit ich angefangen habe, mich um meine Kleidung zu kümmern. Ich bekomme ständig Komplimente. Das ist besser als jede Therapie!« Carol meinte: »Ich habe mich noch nie so attraktiv gefühlt. Sogar meine erwachsenen Kinder sagen mir Nettigkeiten, nachdem sie jahrelang kein Wort über mein Aussehen verloren haben. Kein Wunder, mein Selbstbewußtsein ist groß und stark geworden, und ich fühle mich wohl in meiner Haut, so wie ich bin.«

Aber ich habe es auch am eigenen Leib erfahren. Die Monate während der Scheidung waren schrecklich. Ich war es, die glaubte, alle könnten das Loch in meiner Mitte sehen. Erst als ich wieder in leuchtende Gesichter blickte und von Leuten, die meine Lage nicht kannten, zu hören bekam: »Wow, du siehst fantastisch aus!«, fing ich an, mich auch fantastisch zu fühlen. Sie wissen, wovon ich spreche. Folgen Sie deshalb meinem Rat. Hören Sie auf, sich nur hier und da mal um Ihr Aussehen Gedanken zu machen, betrachten Sie eine gute Garderobe nicht länger als Glückssache. Legen Sie Wert auf Ihr Äußeres, und tun Sie alles in Ihrer Macht Stehende, um sich selbst zu erkennen und Ihre Persönlichkeit auf eine liebende, wahrhaftige Weise zum Ausdruck zu bringen – Ihr Wesen, das schon vor Ihrem ersten Atemzug existierte, dieses schöne, herrliche Ich.

Und wenn man Sie dann mit Komplimenten überschüttet, entschuldigen Sie sich nicht. Erzählen Sie nicht lang und breit, wo Sie Ihre Sachen gekauft haben, wie billig sie waren, wie alt sie schon sind und daß sie gar nichts Besonderes sind. Treten Sie das Kompliment nicht mit Füßen. Sagen Sie einfach: »Danke.« Sie sind ein wertvoller Mensch. Erlauben Sie den Leuten, Ihnen das zu sagen.

Sagen Sie es sich selbst. Seien Sie nett zu sich selbst. Nur ein einziges Mal. Und dann ein zweites und drittes Mal. Lassen Sie den unablässigen Monolog im Innern Ihres Kopfes ein zärtliches Liebesgeflüster sein. Seien Sie freundlich, herzlich, vernarrt, nachsichtig, neugierig und liebevoll zu sich selbst. Genießen Sie das Leben.

Danksagungen

Zum Entstehen dieses Buches haben unzählige Menschen durch ihre Inspiration und Unterstützung beigetragen. Ich möchte denjenigen danken, die dieses Projekt im Entstehungsprozeß begleitet und gefördert haben, und den vielen anderen, die geholfen haben, es zu voller Blüte und Reife zu bringen.

Meinem Vater, Donald S. Reiten: Als ich ihn um Rat fragte, was ich mit meinem sehnlichen Wunsch zu schreiben anfangen sollte, ermutigte er mich, meinen Traum einfach wahr zu machen, und entwarf sogar eine erste Skizze, wohin die Reise gehen könnte. Dein Glaube an mich ist mein wertvollstes Kapital.

Meinen entzückenden Kindern, Trevor, Erin und Caitlin. Sie waren für ihre schreibende Mutter da und warteten immer genau im richtigen Moment mit Blumen, netten Briefchen, Schokolade, Sushi und Karten für fantastische Jazzabende auf. Ihr seid mein Sonnenschein, meine Freude, mein Glück und werdet es immer sein. Danke.

Meinen Brüdern Brent, Kirk und Todd, meiner Schwägerin Wendalyn (Wendy), meiner Beinahe-Schwägerin Toni Bernbaum und meinen drei von mir sogenannten Schwestern – Patricia Clure (in unverbrüchlicher Treue), Joan Owen (meine norwegische Schwester) und die liebe Louise Elerding (mein Schwesterherz). Sie haben mich unterstützt, wie nur eine Familie unterstützen kann: unermüdlich. Danke.

Bevor ein Buchkonzept überhaupt vorschlagsreif wird, braucht es einen treuen, begeisterten Fanclub, der die ersten Schritte stützt und begleitet. Eure felsenfeste Rückendeckung war Gold wert. Ich bin euch so dankbar, Kim Connor Kuhn, Linda Scheibel, Carl und Marie Dern, Randi Merzon, Persia Matine, Debra Newsholme, Helena Chenn, Cat Prince, Lynn Sydney, Ellen Rankin, Coffee Shop Guy, Cheri Hoggan, Larry Buttons, Richard Rubia, Linda Anderson, Cheryl Little, Mary Ann Rolston, Sandra Paulsen, Tim Badger und meine 7@7-Gruppe – Kate Comings, Joanne Harwood, Nadine Narita, Christa Ortman, Joan Owen und Rosemary Shorrock.

Ich hätte nicht ein einziges Wort zu Papier gebracht ohne meine Schreibfreundin Christie Nelson, das beste Schreibwerkzeug, das man sich nur vorstellen kann. Du hattest für jeden einzelnen Absatz Energie und Enthusiasmus übrig – und das durch alle Korrekturen hindurch. Meine aufrichtige Wertschätzung und inniger Dank an Dich, liebste Schreibfreundin und schöne Frau – innerlich wie äußerlich.

Vielen Dank an mein Team bei Wildcat Canyon Press. An Roy M. Carlisle, einen äußerst verständnisvollen, sensiblen und großzügigen Lektor, an Julienne Bennett, meine Verlegerin, die diesem Buch vom ersten Tag an ein angenehmes, gedeihliches Zuhause bot. Vielen Dank an meine Redakteurin Jean M. Blomquist, die jedem Wort und jedem Gedanken liebevoll Aufmerksamkeit schenkte. Ihre Arbeit war fabelhaft.

An Jenny Phillips, meine Illustratorin, den brillantesten und talentiertesten Menschen, den ich kenne. Unsere Zusammenarbeit an diesem Projekt war eine Glücksheirat aus Wort und Bild. Sie hat mich vom ersten Tag an inspiriert. Dafür bin ich Dir ewig verbunden.

An die *Pacific Sun* – vielen Dank an die Redakteurin Linda Xiques, danke für die vielen Gelegenheiten während der letzten Jahre, meine Ideen auf Ihren Seiten zu verbreiten.

An meine Kollegen und Kolleginnen der Association of Image Consultants International. Die Gemeinschaft mit euch bedeutet mir viel. Ich danke allen, die ich durch die Arbeit in Verbandsgruppen und auf Tagungen kennengelernt habe. Ihr seid mir eine ständige Quelle der Inspiration. Besonderen Dank an Debra Newsholme, Helena Chenn, Louise Elerding, Cat Prince, Chris Ward, Angie Michael, Elaine Stoltz, Coralyn Lundell, Judith Rasband, Ginger Burr, Jean Gaffney, Lucille Grant, Lynn Henderson, Dominique Isbecque, Connie Coffey, Linda Buckman, Lynn Sydney, Cille Emery, Brenda Diehl, Judith Shimer, Colleen Abrie, Marjory DeRoeck, Mitra Sharei, Karen Snow, Angie Congdon, Denise Larkin, Kathleen Bresnahan, Nathania Apple, Susan Schwartz, Sharon Chrisman, Diane Parente, Gwen Mazer, Carla Mathis, Catherine Schuller, Judith Graham, Mari Lyn Henry, Jean Patton, Karen Brunger, Carolyn Gustafson, Donna Fujii, Marion Gellatly, Nancy Elorduy, Lisa Cunningham, Keiko Couch, Evana Maggiore, Donna Cognac, Jon Michael und in freundlichem Angedenken Jane Segerstrom.

Besonderen Dank an Therese Post, Lynne Whiteside, Barbara Boungard, Gloria Untermann, Felix Magalong, Mark Bradshaw, Peter Sichel, Mickey Bolen, Laura Cohen, Terri Rouse und Kyoo Park bei Saks Fifth Avenue und an Ann Sandhu, Camille Chamberlin, Tony Dear, Jana Yim-Sarcona und Angie Pickett bei Nordstrom. Danke für Ihren großartigen Service, auch im Namen meiner Kundinnen.

An meine Kundinnen – wie soll ich Ihnen danken? Ihre Ehrlichkeit und Ihre Schönheit strahlen aus jeder Seite dieses Buches. Für Sie zu arbeiten ist ein wunderbares Privileg für mich. Vielen herzlichen Dank.

An Sallie Welles – Ihre Ratschläge helfen mir immer, alles von der positiven Seite zu sehen. Ich danke Ihnen. An Sunny Yates und Gary Yates für ihre brillante Arbeit beim Entwerfen innovativer und effektiver Lösungen. Sunny, Sie haben einen Rahmen für Leichtigkeit und Eleganz, Freude und Abenteuer geschaffen – als mir die Puste ausgegangen war. Ohne Ihr wunderbares Coaching hätte ich das alles *nie* geschafft.

An meinen Gärtner Robert Moore. Ihre Landschaft aus Blumen, Worten und Gedanken war mir während all der Zeit eine Wohltat für Herz und Seele. Danke für Ihre Weisheit und Freundschaft.

An Paul Johnson – für Deine tiefe Freundschaft, Dein unermüdliches Interesse, Dein Verständnis für den kreativen Prozeß, Deine aufrichtige Liebe – Du bist ein Lichtstrahl, der alles erhellt. Ewigen Dank.

KABEL

Kathryn Eisman

Schuhe lügen nicht

Was sie uns über Männer verraten. Aus dem Englischen von Ursula Bischoff. 101 Seiten. Klappenbroschur

Die ganze Wahrheit über Männer: Was verraten edle Tods über ihren Besitzer, was die guten alten Clarks? Wie sieht das Liebesleben mit einem Timberland-Fan aus, welche Vorzüge hat der Mann, der auf Flip-Flops schwört, und versprechen Adventure-Sandalen tatsächlich ein romantisches Abenteuer? Wie ist der Cowboystiefel-Typ einzuschätzen, und worauf lassen handgenähte Slipper schließen? Ist das Leben an der Seite eines eingefleischten Segelschuhträgers wirklich ein einziger langer Urlaub? Und verwöhnt der elegante Gucci-Schuh-Käufer seine Partnerin genauso gerne wie sich selbst? Originelle Tips und humorvolle Einsichten in die Spezies Mann – und wie wir Frauen ganz auf die Schnelle, mit einem kurzen Blick nach unten, erkennen, ob der richtige vor uns steht.

03/1049/01/R

SERIE PIPER

Claudia Leins

Glück fürs ganze Jahr

155 Seiten. Serie Piper

Der Neujahrsspaziergang im glitzernden Schnee, wieder erwachende Frühlingsgefühle und der erste Biß in noch warmes Ostergebäck, der Duft reifer Erdbeeren, die träge Glückseligkeit eines Sommertages, Grillabende unterm Sternenhimmel und Herbststimmung mit leuchtend buntem Laub – das Glück hat viele Gesichter, Farben und Gerüche. Claudia Leins öffnet uns die Augen für die kleinen Glücksmomente und die Magie des Alltags. Sie lädt ein, jeden Monat bewußt zu erleben und zu feiern. Ein Lesegenuß für alle Sinne, bei dem einem ganz warm ums Herz wird.

»In jeder Minute, die du im Ärger verbringst, versäumst du sechzig glückliche Sekunden deines Lebens.«
Albert Schweitzer

05/1380/01/L

Anna Johnson

Drei schwarze Röcke

Was jede Frau zum Überleben braucht. Aus dem Amerikanischen von Ursula Bischoff. 328 Seiten. Serie Piper

Basic Living – alles, was dazugehört.
Der sexy Mini, seriös bis zum Knie oder lang und elegant – für jede Gelegenheit der richtige Rock. Doch neben dem perfekten Outfit brauchen Frauen zum Überleben heute noch viel mehr. Anna Johnson gibt die besten Tips für Finanzen, Karriere und Lifestyle, für Wellness, Romantik und Verführung. Selbst an die wichtigsten CDs für jede Stimmung ist gedacht und an das raffinierteste Kochrezept für die beste Freundin, die getröstet werden muß. – Eine gelungene Kombination aus charmantem Benimmbuch und modernem Lifestyle-Ratgeber.

05/1826/01/R

Katrina Kenison

Mehr Zeit für mich

Wohlfühltips für Mütter in Eile. Aus dem Amerikanischen von Barbara Röhl. 191 Seiten. Serie Piper

Mutter zu sein bedeutet oft Dauerstreß: Gibt es doch heutzutage schon für die Kleinsten ein Überangebot an Aktivitäten, das moderne Mütter auch nutzen möchten – doch ihnen geht dabei leicht die Puste aus. Katrina Kenison zeigt, wie Mütter das Tempo drosseln und ihren eigenen Rhythmus finden können: beim gemeinsamen Frühstück oder Geschichtenvorlesen, beim Spielen, Einkaufen oder einfach beim Faulenzen – zum Besten der Kinder und fürs eigene Wohlbefinden.

»Öfter mal locker lassen … Kenison macht Vorschläge, wie und wo Mütter im alltäglichen Marathon kleine Oasen einbauen können.«

Der Spiegel

05/1415/01/L

Tadahiko Nagao, Isamu Saito

Kokology für Verliebte

Das Spiel des Herzens. Aus dem Japanischen von Ursula Gräfe und Kimiko Nakayama-Ziegler. 155 Seiten. Serie Piper

Ob der erste Flirt oder die große Liebe, romantische Träume oder heimliche Wünsche – hier erfahren Sie alles über Ihre wahren Gefühle und Leidenschaften. Kokology, das Psychospiel mit asiatischem Flair, begeistert die Leser nicht nur in Japan. Entdecken Sie das Spiel mit der Seele allein, zu zweit oder im Freundeskreis, und lassen Sie sich überraschen, wie spannend Ihr Liebesleben ist! Jetzt gibt es das perfekte Geschenk für alle, die in Frühlingsgefühlen schwelgen und mehr über ihre romantischen Träume und erotischen Leidenschaften erfahren möchten.

05/1573/01/R

SERIE PIPER

SERIE PIPER

Edith Einhart

Kleine Liebesschule für Frauen

205 Seiten. Serie Piper

Alles was Spaß macht, ist entweder unmoralisch, verboten oder macht dick – doch das muß nicht sein! Edith Einhart spricht alle Fragen der Liebe offen an: Wo findet man den Traummann, wie merkt man, daß er der Richtige ist, wie behält man ihn und wie wird man ihn notfalls wieder los? Darf im Bett gelacht werden? Was hilft gegen Liebeskummer? Sachkundig und locker gibt Edith Einhart Antwort und eröffnet die Geheimnisse der perfekten Liebhaberin: die Kunst des Küssens, erotische Liebesspiele und die besten Sextechniken, die ihn richtig heiß machen. Ein vergnüglicher Ratgeber, der prickelnde Gefühle weckt und schon beim Lesen Lust auf mehr macht!

05/1038/01/L

Ellen Fein und Sherrie Schneider

Die Kunst, den Mann fürs Leben zu finden

»The Rules«. Aus dem Amerikanischen von Renata Platt.
176 Seiten. Serie Piper

Männer sind Jäger und begehren nur stolzes Wild – davon gingen die beiden Autorinnen aus und landeten einen großen Hit! 34 Regeln und 12 Extratips legen sie allen heiratswilligen Frauen ans klopfende Herz. Klar, frau nimmt schon immer ihr Glück selbst in die Hand – aber bitte nicht stürmisch! Keinesfalls schon vorsorglich zwei Kinokarten kaufen und nach dem Mittwoch keine Einladung mehr für den Samstag annehmen! Denn eine der grundlegenden Regeln heißt: machen Sie sich rar! Auch sollten Sie ihm immer die Führung überlassen. Außerdem gilt, nicht zu schnell weich werden. Das alles hat Ihnen schon Ihre Großmutter gepredigt? Sie meinen, heute, im Angesicht von Emanzipation und Berufstätigkeit, sollte frau sich anders verhalten? Das Verblüffende an diesen Binsenweisheiten ist jedoch, daß sie immer noch wirken.

05/1505/01/R

Sheila Ellison und Barbara Ann Barnett

Glücklich, klug und kreativ

365 Tipps, Ihr Kind zu fördern. Aus dem Amerikanischen von Andreas Zantop. 278 Seiten. Mit 7 Illustrationen und zahlreichen Vignetten von Marcus Herrenberger. Klappenbroschur

Eine Nacht unter freiem Himmel läßt die Angst vor der Dunkelheit vergessen, die Einführung eines »Brudertags« kann spielerisch Rivalitäten unter Geschwistern abbauen, und eigene Schreibgeräte bereiten Kinder schon früh darauf vor, Hausaufgaben auch wirklich selbständig zu erledigen: Mit den richtigen Anregungen unterstützen Eltern ganz wesentlich die Persönlichkeitsbildung ihrer Klein- und Schulkinder. Ob Bastelideen oder Erste Hilfe bei Schmollerei und Wutanfällen, ob wertvolle Tipps, wie schüchterne Kinder Freunde finden oder kleine Chaoten mit »Putzblitzspielen« Sinn für Ordnung entwickeln – dieser Band versammelt 365 einfache Tricks und familiäre Aktivitäten für glückliche Kinder. Der morgendliche Weg zu Kindergarten oder Schule oder der ständige Kampf ums Fernsehen – die beiden Autorinnen zeigen auch, wie man mit alltäglichen Streßsituationen fertig wird.
Ein konkreter Leitfaden, anregend, unterhaltsam und mit originellen Illustrationen abgerundet.

03/1007/01/R